AF306255

SAINT-CHRISTAU

(Basses-Pyrénées)

SON CLIMAT, SES ÉTABLISSEMENTS

SES EAUX FERRO-CUIVREUSES

PRINCIPALES

INDICATIONS THÉRAPEUTIQUES

PAR LE

Dr P. BÉNARD

Médecin aux eaux de Saint-Christau
Membre de la Société d'hydrologie médicale de Paris
Membre correspondant de la Société de médecine de Bordeaux
Lauréat de la Faculté de médecine de Paris

PARIS

LIBRAIRIE ALEXANDRE COCCOZ

11, RUE DE L'ANCIENNE-COMÉDIE

—

SAINT-CHRISTAU

(Basses-Pyrénées)

SON CLIMAT, SES ÉTABLISSEMENTS

SES EAUX FERRO-CUIVREUSES

PRINCIPALES

INDICATIONS THÉRAPEUTIQUES

PAR LE

Dr P. BÉNARD

Médecin aux eaux de Saint-Christau
Membre de la Société d'hydrologie médicale de Paris
Membre correspondant de la Société de médecine de Bordeaux
Lauréat de la Faculté de médecine de Paris

PARIS

LIBRAIRIE ALEXANDRE COCCOZ

11, RUE DE L'ANCIENNE-COMÉDIE

—

TABLE DES MATIÈRES

I

II

Coulommiers. — Imp. Paul BRODARD.

SAINT-CHRISTAU

SON CLIMAT — SES ÉTABLISSEMENTS

SES EAUX FERRO-CUIVREUSES

APERÇU TOPOGRAPHIQUE

Configuration du Sol.

Saint-Christau est situé dans le département des Basses-Pyrénées, au sud et un peu à l'ouest de Pau, au pied des premières grandes montagnes dont l'ensemble constitue le magnifique panorama que l'on admire des terrasses et des boulevards qui bordent cette ville du côté du sud.

La distance qui sépare de la grande station climatérique du Béarn la jolie station thermale qui nous occupe est de 36 kilomètres. La plus grande partie de ce trajet peut s'effectuer en chemin de fer par un embranchement de la ligne du Midi aboutissant à Oloron-Sainte-Marie, vieille cité aussi remarquable par les édifices qu'elle renferme que par sa situation pittoresque au confluent des gaves d'Aspe et d'Ossau. Deux belles routes carrossables longeant les deux rives du gave d'Aspe relient Saint-Christau et Oloron. Un service de correspondance spécial et des voitures particulières que l'on trouve à la gare de cette dernière localité permettent de franchir en moins d'une heure les 9 kilomètres qui correspondent à ce parcours.

Le vallon frais et ombragé d'où émergent les sources d'eau minérale, et où sont groupées les différentes constructions qui constituent la station thermale, s'adosse du côté du sud à un massif montagneux fort considérable qui remplit l'espace compris entre les vallées d'Aspe et d'Ossau. Du côté du nord il n'est circonscrit que par de faibles ondulations du sol, et par les deux gaves qui se réunissent au sortir de leurs vallées respectives.

Saint-Christau, dont l'altitude de 320 mètres diffère peu de celle de la plaine de Pau, n'est donc séparé de cette dernière que par des reliefs insignifiants, mais du côté opposé, à cent mètres à peine du point d'émergence des sources, la montagne se dresse haute et escarpée sous la forme d'une muraille rectiligne et continue dirigée de l'est à l'ouest.

Le pied de ce premier chaînon correspond à une faille qui, partant d'Arudy dans la vallée d'Ossau, aboutit à un point du pays basque situé au sud de Mauléon [1].

En dehors des caractères tirés de la constitution géologique du sol, l'existence de cette faille, qui est sans doute en relation directe avec l'émergence des sources de Saint-Christau, se révèle extérieurement par l'aspect et la configuration apparente de la montagne. Celle-ci présente deux étages à considérer. Le premier, dont la crête festonnée, déchiquetée, domine Saint-Christau d'une hauteur de 500 mètres, est évidemment formé par le redressement brusque d'un vaste fragment du sol de la plaine qui aurait basculé sur l'un de ses bords sous la poussée de la masse centrale contre laquelle il reste appuyé. Cette dernière, plus volumineuse que la précédente et terminée par un pic appelé Mail Arrouï, surplombe elle-même de 400 mètres la première portion connue dans le pays sous

---

1. Jacquot, *Recueil du comité consultatif d'hygiène publique de France*, 1883.

le nom de Mont Binet. Un profond ravin parallèle comme la montagne à la direction de la chaîne principale sépare l'une de l'autre les crêtes rocheuses de ces deux étages.

Le sol de la région est principalement constitué au voisinage immédiat de la montagne par du calcaire cristallisé et par des schistes de différentes natures. A la surface du sol, ces roches sont sillonnées par d'innombrables fissures et hérissées d'aspérités qui retiennent presque partout dans leurs interstices une couche d'humus assez abondante pour donner naissance à une riche végétation. Aussi, malgré son extrême inclinaison, le versant septentrional de la montagne est revêtu jusqu'au-dessus de son premier étage par d'immenses bois taillis qui se continuent avec les grandes forêts du voisinage. De nombreuses nappes d'eau souterraines contribuent, avec les sources thermales et l'important cours d'eau qui traverse le vallon, à alimenter cette magnifique végétation et à entretenir le sol dans un état d'humidité relative dont l'excès s'écoule rapidement grâce aux fissures de la roche et à la déclivité des terrains du voisinage.

CLIMAT

Par le voisinage immédiat de la montagne et par son altitude médiocre, Saint-Christau participe aux conditions météorologiques des climats de plaine et des climats de montagne. Comparé avec le climat de Pau, si remarquable lui-même au point de vue thérapeutique, il présente avec ce dernier de grandes analogies mais aussi des différences importantes sur lesquelles il n'est pas sans intérêt d'appeler l'attention.

D'après des observations météorologiques faites pendant dix années avec un grand soin par l'un de nos prédécesseurs, M. Darcet, la moyenne des températures prises à neuf heures du matin, à midi et à cinq heures du

soir pendant les mois de mai, juin, juillet, août et septembre, est de trois degrés inférieure à celle de Pau. Cette
différence est encore plus accentuée pendant les fortes
chaleurs et les personnes qui redoutent les températures
excessives trouvent contre elles un refuge assuré sous
les magnifiques ombrages qui abritent le parc et ses alen-
tours.

Le siroco se fait rarement sentir ou, du moins, il se
présente rarement avec les caractères de sécheresse et
d'impétuosité qui le distinguent dans les régions moins
occidentales. Son action se trouve mitigée par le contact
des cimes neigeuses qu'il a traversées et il n'arrive le
plus souvent que sous la forme de courants réfléchis
plus ou moins refroidis qui forment parfois des remous
dont la température inégale produit une singulière im-
pression sur celui qui les observe pour la première fois.

Quoique moins bien protégé du côté de la plaine de
Pau, Saint-Christau n'a pas à souffrir des vents du Nord.
Ceux de l'Est ont peu d'intensité et sont un présage de
beau temps. Les vents d'Ouest sont rarement violents mais
assez fréquents et souvent suivis de pluie.

En somme, le climat peut être considéré comme tempéré puisqu'il est à l'abri des températures excessives.
Néanmoins, comme partout au voisinage de la montagne,
les variations thermométriques sont plus fréquentes et
s'opèrent plus brusquement que dans les pays de plaine.
L'abaissement de température qui se produit normale-
ment au moment du coucher du soleil nous a paru particulièrement accusé à Saint-Christau, surtout dans les
mois d'août et septembre, où il précède souvent de près
d'une heure la disparition du soleil à l'horizon. Nous
conseillons donc aux personnes présentant quelque susceptibilité aux refroidissements de se vêtir en conséquence
si elles prolongent leur promenade jusqu'à cette heure et
surtout de ne pas rester assises dehors à ce moment,

comme on est si souvent tenté de le faire à la fin d'une chaude journée d'été.

En revanche, si cette chute de la température est très sensible en raison de sa brusquerie, elle ne paraît pas s'accentuer notablement à partir de ce moment. Les soirées et les nuits sont rarement froides et l'on est surpris, lorsqu'on sort à une heure avancée de la nuit, de trouver la température plus douce (au moins en apparence) qu'au moment où le soleil n'était pas encore couché.

Comme dans toute la région du sud-ouest, les orages sont assez fréquents et le degré hygrométrique de l'air est fort élevé. L'eau néanmoins est suspendue dans l'atmosphère plutôt à l'état de vapeur que de brouillard proprement dit. Aussi la transparence de l'air n'est guère altérée lorsqu'on examine des objets situés à une faible distance, mais lorsqu'on regarde l'un des admirables points de vue dont la contrée est si riche, les derniers plans de l'horizon, aussi bien du côté de la montagne que du côté de la plaine, apparaissent presque toujours revêtus d'un léger voile de vapeur bleuâtre qui en adoucit les contours.

Le brouillard véritable n'existe guère que dans les couches supérieures de l'atmosphère, vers le sommet de la montagne, et se confond avec les nuages.

Cet état hygrométrique spécial combiné avec la douceur relative de la température, la rareté des vents violents et la pureté de l'air toujours chargé d'émanations végétales, paraît être la caractéristique principale du climat de Saint-Christau qui aurait aussi besoin d'être étudié au point de vue du rôle que peut jouer l'électricité atmosphérique à laquelle on serait tenté parfois d'attribuer quelques-unes de ses particularités.

Considéré au point de vue médical, ce climat est remarquablement *sédatif*. Nous avons vu bien des personnes tourmentées d'insomnies rebelles retrouver le sommeil dès leur arrivée à Saint-Christau, et il est d'observation vulgaire dans cette localité que la capacité de sommeil s'y trouve notablement augmentée. Cette action sédative s'exerce d'une façon très manifeste sur le moral des sujets soumis à son influence. C'est surtout lorsqu'on arrive dans ce pays, l'esprit fatigué par du surmenage intellectuel, par des inquiétudes ou des préoccupations, que l'on éprouve à un haut degré cette sensation de calme et de reposement moral. Cette influence se fait également sentir sur les habitants de la contrée et peut servir d'excuse à l'insouciance et à la nonchalance dont font preuve un grand nombre d'entre eux en ne tirant pas suffisamment parti des ressources que leur offre le pays.

On a pu dire également que le climat de Saint-Christau était *tonique* en même temps que sédatif. Cette assertion est conforme à la vérité, mais a besoin d'être expliquée :

Le climat de Saint-Christau agit d'abord comme tonique, par le fait même de son action sédative, chez les personnes dont l'état de débilitation est causé par la surexcitation ou la fatigue du système nerveux. Il est également tonique par la stimulation très marquée qu'exercent sur l'appétit l'air pur de la montagne et les exhalaisons végétales dont il est chargé. Mais bien que cette action de remontement de l'organisme soit souvent très accentuée, elle n'est en quelque sorte qu'un effet indirect ou secondaire de l'influence climatérique. Aussi, cette action tonique est-elle moins durable que la précédente. Malgré la persistance de l'appétit, elle finit par s'émousser au bout de quelques semaines pour faire place chez certains sujets à un état de légère torpeur et de lassitude apparente, contre lesquelles les meilleurs moyens de réagir sont l'hydrothérapie, l'exercice et en particulier les excursions dans la montagne. Ces phénomènes de sédation excessive ne sont guère observés, d'ailleurs, qu'après un temps beaucoup plus long que celui de la durée ordinaire d'une cure thermale et ne persistent pas plus longtemps que la cause qui les a produits.

Le climat de Saint-Christau convient donc d'une façon générale aux jeunes enfants, aux convalescents, aux sujets débiles et excitables qui supporteraient difficilement d'emblée l'air vif des localités élevées. Il convient tout particulièrement aux organismes surmenés par les préoccupations, les fatigues et les agitations de la vie trop artificielle des grandes villes. Il devrait être également recherché pendant l'époque la plus chaude de l'année par les personnes qu'éprouvent péniblement les chaleurs excessives et la sécheresse de certaines localités du Midi.

Sans être particulièrement recommandable aux arthritiques, le climat de Saint-Christau n'est pas en général contre-indiqué à cette catégorie de malades dont les manifestations morbides sont fréquemment justiciables de la cure thermale. Si l'air est souvent trop chargé de vapeur d'eau, cette vapeur est rarement froide et son degré de tension, s'il est toujours élevé, varie peu. L'évaporation produite à la surface cutanée se fait toujours lentement, sans refroidissement bien sensible et par conséquent sans donner lieu à ces brusques arrêts de la sécrétion sudorale qui occasionnent trop souvent, chez les sujets prédisposés, des congestions viscérales ou des désordres de diverse nature. Nous avons été surpris pour notre part de voir avec quelle impunité des personnes facilement sujettes aux irritations *a frigore* de la muqueuse des voies respiratoires pouvaient *vivre dehors* à Saint-Christau, même pendant des périodes de fort mauvais temps, alors que ces mêmes personnes s'enrhumaient infailliblement lorsqu'elles se plaçaient dans des conditions analogues sous un climat aussi tempéré que celui des environs de Paris.

La plus sérieuse contre-indication s'appliquera aux personnes sujettes aux congestions passives, aux nerveux

déprimés et atones dont l'inertie circulatoire s'accuse pa
un état de congestion habituel de la veine porte ou de
centres nerveux. Elle n'est d'ailleurs pas absolue, car ell
peut être influencée par l'époque et la durée de la cur
ainsi que par l'action propre du traitement thermal.

En somme, si Saint-Christau, considéré au point d
vue climatérique, peut être comparé à Pau sous certain
rapports, il en diffère d'une façon capitale sur ce point
Pau est essentiellement une VILLE D'HIVER, tandis que
Saint-Christau réunit la plupart des conditions désirable
pour devenir une excellente STATION D'ÉTÉ.

ÉTABLISSEMENTS THERMAUX

Saint-Christau possède deux établissements thermaux
l'un de première et l'autre de deuxième classe, situés tous
deux comme les hôtels, les chalets, la chapelle, le casino
et les différentes constructions qui constituent la station
dans un très beau parc bien dessiné et admirablemen
planté dont l'étendue, déjà considérable, se trouve encore
indéfiniment augmentée par le voisinage immédiat de
prairies et de bouquets de bois qui se continuent avec lui

L'établissement de 1re classe appelé ROTONDE, à cause
de sa forme primitive, a été complètement transformé il y
a quelques années par l'adjonction de nouvelles construc
tions, par un remaniement complet des aménagements
intérieurs et par l'installation d'un grand nombre d'appareils d'hydrothérapie et surtout de pulvérisation.

Les parties centrale et postérieure ont seules conservé
leur disposition circulaire. La nouvelle façade construite
comme le reste en style mauresque est représentée par
une haute tour carrée flanquée de deux ailes rectangu-
laires couvertes en terrasse comme la tour qui les domine.
Celle-ci, traversée à sa base par la porte principale, con-
tient dans ses étages supérieurs les réservoirs d'hydro-

thérapie. L'aile gauche renferme les appareils de chauffage et la lingerie, l'aile droite les salles d'hydrothérapie et de pulvérisations spéciales. Le pourtour circulaire est occupé par onze cabinets de bains spacieux et bien éclairés, munis de baignoires de marbre blanc, d'appareils à petites douches et de prises d'eau pour les douches pulvérisées. Six d'entre eux sont pourvus de tables de pulvérisation et servent, en dehors des heures de bain, aux personnes qui prennent leur pulvérisation dans un cabinet isolément. On y accède par une galerie également circulaire qui circonscrit d'autre part un vaste salon d'attente répondant au centre de l'édifice. Sa grande élévation et ses vastes proportions ont permis de le transformer quelquefois en salle de bal ou de concert.

Au fond est la grande salle de pulvérisation revêtue de marbre des Pyrénées et garnie de nombreux appareils qui seront décrits à propos du mode d'administration de l'eau minérale.

Un bâtiment annexe qui sert en même temps d'atelier abrite la pompe de pulvérisation et le moteur hydraulique qui la met en mouvement.

L'établissement de deuxième classe ou BAINS VIEUX présente un nombre égal de cabinets de bains disposés en deux rangées parallèles séparées par un couloir. A l'extrémité de celui-ci est une petite salle de pulvérisation qui, sans être aussi bien outillée que celle de la Rotonde, pourra maintenant, grâce à de récentes améliorations, suffire aux exigences du traitement. Quelques cabinets sont munis d'appareils de douches à faible pression, mais il n'y a pas à proprement parler de salle d'hydrothérapie. Les étages supérieurs du bâtiment sont occupés par des logements destinés aux malades peu aisés.

Les deux établissements sont alimentés par la source des Arceaux dont l'eau est amenée à la Rotonde par une canalisation souterraine.

Comme il arrive quelquefois qu'à la suite de violents orages l'eau de la source soit troublée pendant un jour ou deux par des infiltrations d'eau pluviale, on a construit près de son griffon un vaste réservoir de maçonnerie couvert, où l'on emmagasine près de 3,000 hectolitres d'eau, quantité plus que suffisante pour subvenir pendant une huitaine de jours aux besoins des deux établissements.

SOURCES

Les sources utilisées sont au nombre de cinq. Ce sont la source des Arceaux, la source du Chemin, la source Bazin, la source Tillot (ancienne source Froide) et la source du Pêcheur.

Les deux premières, qui présentent de grandes analogies de composition, sortent directement du calcaire cristallisé par des fissures profondes derrière l'établissement des Bains Vieux, à quelques mètres l'une de l'autre.

Les sources Bazin et Tillot sortent de roches de même nature, à moins d'un mètre l'une de l'autre, dans le sous-sol de la Rotonde. Malgré les différences de composition qui les distinguent et la distance qui les sépare, ces deux groupes de sources paraissent avoir une origine commune.

Le débit de ces quatre sources est si considérable que l'on n'a jamais eu besoin de le mesurer exactement. Celui de la source des Arceaux seule est évalué à plus de 1,000 mètres cubes par vingt-quatre heures. La source du Pêcheur, dont la minéralisation est toute différente, est incomparablement moins abondante. Elle naît à une centaine de mètres au nord de la Rotonde.

Caractères physiques.

La source des Arceaux, la plus importante de toutes, peut être considérée comme le type du groupe formé par les quatre premières sources. Sa température est de 14°. Elle est limpide, presque inodore, excepté par les temps d'orage où elle exhale une légère odeur sulfureuse. Sa saveur est très légèrement styptique ; elle tient en suspension quelques filaments confervoïdes. Son caractère physique le plus remarquable est la viscosité dont elle est douée. Cette onctuosité, très sensible au toucher, est encore mieux mise en évidence lorsqu'on fait couler l'eau par un orifice rétréci terminé en forme de bec. D'autre part, les objets que l'on y laisse séjourner sont bientôt revêtus d'un enduit visqueux grisâtre qui est remplacé à la longue par un dépôt calcaire dur et adhérent. Elle altère assez rapidement les matières textiles et forme sur le linge des taches légèrement jaunâtres.

Les sources du Chemin, Bazin et Tillot présentent à peu près les mêmes caractères ; leur température est de 12°,8 et 12°,2.

La source du Pêcheur, incolore et froide (13°,6) comme les précédentes, exhale une forte odeur d'acide sulfhydrique ; elle est néanmoins facile à boire malgré sa saveur hépatique.

Caractères chimiques.

Après quelques essais d'analyses tentés vers 1830 par M. Pommier, pharmacien à Salies, les eaux de Saint-Christau ont été analysées sur place avec toute la rigueur scientifique désirable par le chimiste Filhol en 1863, puis plus récemment par M. Willm, en 1882.

Le point le plus saillant des analyses faites par Filhol est la découverte du cuivre en quantité pondérable (0,00035 de sulfate de cuivre par litre dans la source des Arceaux). Aussi est-ce à ce métal ainsi qu'au fer contenus dans ces eaux que le savant directeur de l'Ecole de médecine de Toulouse attribue leur action thérapeutique.

L'analyse faite par M. Willm, chef du laboratoire de

la Faculté de Paris, au nom de la commission de revision de l'Annuaire des eaux minérales, confirme dans ses points essentiels les résultats des analyses de M. Willm, notamment au point de vue du dosage du cuivre dans la source des Arceaux. En général, ses chiffres sont un peu plus faibles que ceux de son prédécesseur.

Voici cette analyse.

	Source des Arceaux	Source Bazin	Source Froide	Source du Pêcheur
	gr.	gr.	gr.	gr.
Acide carbonique total	0.1510	0.1509	0.1508	0.3463
Acide des bicarbonates	0.1312	0.1323	0.1277	0.2788
Acide libre	0.0198	0.0186	0.0231	0 0675
Hydrogène sulfuré	»	»	»	0.0020 ou 1 cc, 3
Carbonate de calcium	0.1320	0.1338	0.1293	0.2515
Carbonate de magnésium	0.0141	0.0138	0.0135	0.0527
Carbonate de Strontium	traces.	traces.	traces.	0.0042
Silicate de calcium	0.0338	0.0290	0.0291	0.0221
Silicate de magnésium	0.0134	0.0180	0.0165	0.0065
Carbonates de fer et manganèse	0.0012	0.0026	0.0022	0.0012
Sulfate de magnésium	0.0068	0.0058	0.0060	0.0270
Sulfate de calcium	0.0070	0.0034	traces.	»
Sulfate de sodium	0.0042	0.0128	0.0070	0.0819
Sulfate de potassium	0.0038		0.0031	0.0033
Sulfate de cuivre	0.0003	traces.	traces.	»
Hyposulfite de calcium	»	»	»	0.0021
Chlorure de sodium	0.0295	0.0129	0.0127	0.0118
Azotate de sodium	0.0102	»	»	»
Arseniates — Lithium	traces.	traces.	traces.	traces.
Phosphates	traces.	»	traces.	»
Ammoniaque	»	»	»	traces.
Matière organique et perte	0.0177	traces.	0.0102	0.0087
Poids du résidu par litre	0.2740	0.2321	0.2296	0.4730

MODES D'ADMINISTRATION DES EAUX

Usage interne.

Les cinq sources de Saint-Christau sont toutes utilisées pour la boisson. Les sources Bazin et Tillot ont leur buvette située dans le sous-sol de la Rotonde au lieu même d'émergence des sources. La source des Arceaux est amenée devant les Bains Vieux par une canalisation en verre dans une excavation garnie de rocailles où se déverse également le trop-plein de la source du Chemin. La buvette du Pêcheur se trouve à une petite distance de son griffon dans un chalet rustique construit sur le bord du torrent qui traverse le parc.

On boit ces eaux le matin à jeun et dans le courant de la journée à doses plus ou moins fractionnées. L'eau des Arceaux se prend aussi aux repas comme eau de table.

Bien que la boisson tienne une place importante dans la cure thermale, c'est le traitement externe qui occupe dans cette station le rôle prépondérant.

Il se fait exclusivement avec l'eau des Arceaux. Celle-ci est employée en BAINS, FOMENTATIONS, LOTIONS, IRRIGATIONS, DOUCHES et PULVÉRISATIONS.

Bains généraux.

Les bains sont pris le plus souvent à une température dite indifférente, mais dont le degré n'a rien d'absolu et doit être soigneusement recherché pour chaque individu, car un très léger écart en plus ou en moins peut, dans certains cas, modifier très notablement les effets du traitement.

Le chauffage de l'eau se fait par le mélange d'eau des Arceaux froide avec une quantité suffisante de la même eau chauffée dans une chaudière dite à circulation. Quelques baignoires destinées aux bains prolongés reçoivent l'eau chaude d'une façon continue sous forme d'un mince filet dont le volume est calculé en proportion de la déperdition moyenne du calorique.

Bains locaux, fomentations et lotions.

Les bains de pieds, de mains, de siège, les demi-bains ne présentent rien de bien spécial. La balnéation locale est surtout faite sous forme de fomentations au moyen de tissus spongieux, lint, ouate hydrophile, etc., que l'on mouille très fréquemment et que l'on recouvre dans certains cas d'une enveloppe imperméable.

Les lotions se combinent plus ou moins avec ces divers modes de balnéation. Indépendamment de celles qui se pratiquent dans les chambres, un local spécial est réservé aux Bains Vieux pour cette médication fort en honneur dans cet établissement.

Petites douches en baignoire.

Assez faibles pour pouvoir être appliquées directement sur la surface malade, données le plus souvent à une température douce et pendant un temps relativement assez long, elles constituent plutôt une sorte d'affusion prolongée qu'une douche véritable. En renouvelant sans cesse la couche d'eau minérale en contact avec les parties malades, elles paraissent accélérer les actions résultant de ce contact de la même façon que l'on hâte une réaction chimique en agitant les corps mis en présence. Néanmoins, une certaine part doit être faite à l'action hydrothérapique, que l'on peut d'ailleurs faire intervenir plus ou moins, en modifiant le mode de projection de l'eau par l'adaptation de différentes pommes d'arrosoir, et surtout en changeant sa température. On peut en effet les donner froides, chaudes, tièdes ou alternatives. Dans la Rotonde, six cabinets de bains sont pourvus d'appareils destinés à cet usage. En ce moment où le traitement du lichen par l'hydrothérapie est une question à l'ordre du jour, il n'est pas sans intérêt de remarquer que si la part qui revient à ces petites douches dans l'ensemble du traitement thermal n'a pas été suffisamment définie, leur utilité dans les affections prurigineuses de la peau en particulier a été constatée depuis bien des années à Saint-Christau.

Irrigations.

Les irrigations tiennent une grande place dans le traitement de certaines affections soignées à Saint-Christau.

1° *Irrigation utérine*. — Elle se pratique souvent avec une canule ordinaire en communication avec un seau placé au-dessus du niveau de la baignoire, mais dans ce cas on ne sait guère si l'irrigation baigne véritablement l'utérus, étant donnée la faible pression qu'il est imprudent de dépasser sans indication spéciale. Aussi avons-nous cherché à réunir dans un appareil très simple et d'un maniement facile les avantages de l'irrigation et du spéculum à bains généralement si imparfait et si dangereux.

Cet appareil est un anneau en métal creux rappelant la forme d'un pessaire de Sims très allongé, terminé à son extrémité inférieure par un prolongement en queue de raquette. Ce prolongement sur lequel s'adapte un tube de caoutchouc donne accès à l'eau minérale qui parcourt l'intérieur de l'anneau et s'échappe à sa partie supérieure par un grand nombre de petits orifices circulairement placés et dirigés sur-

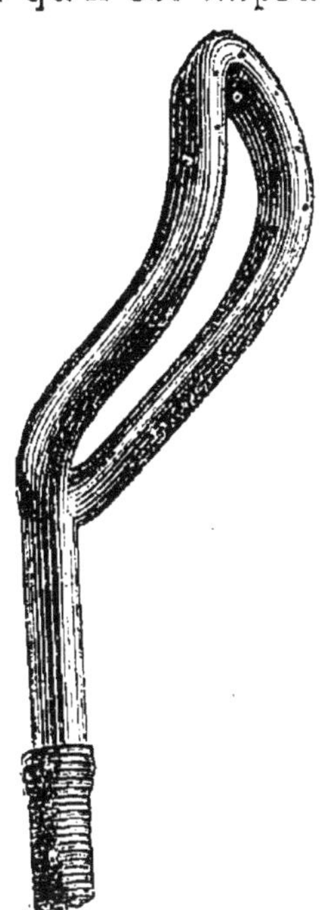

Fig. 1. — Pessaire à irrigations.

tout en haut et en dedans. En raison de sa forme même, l'appareil se place de façon à embrasser dans la concavité de sa courbure supérieure le col de l'utérus sans qu'il soit nécessaire que la malade ait des notions bien précises sur la situation anatomique de cet organe. Une fois

*

en place, il reste maintenu de lui-même pendant toute la durée de l'irrigation sans causer la moindre gêne.

On peut prolonger indéfiniment cette sorte de bain intérieur à eau courante et graduer exactement la vitesse d'écoulement de l'eau, grâce à un aménagement spécialement disposé à cet effet dans le cabinet n° 1. Près de la baignoire, un réservoir de 50 litres muni d'une enveloppe isolante se meut verticalement au moyen d'un treuil le long d'une échelle graduée qui permet de mesurer exactement la différence de son niveau avec celui de la baignoire. C'est de ce réservoir, dont la température est ordinairement d'un degré plus élevée que celle du bain, que part un tube de caoutchouc aboutissant au *pessaire à irrigation*.

2° *Irrigations nasales, buccales, auriculaires et lacrymales*. — Ces irrigations se font avec un réservoir analogue au précédent, mais sa dimension est moindre et sa course en hauteur, le long de l'échelle graduée, beaucoup plus considérable. Le tube de caoutchouc qui s'en détache aboutit à des raccordements qui se trouvent dans la salle même ou dans un cabinet voisin. La possibilité de graduer rigoureusement la pression est surtout précieuse dans l'*irrigation nasale*. Nous obtenons rapidement l'accoutumance du malade (qui est souvent un enfant), en commençant par une pression de quelques centimètres que nous élevons progressivement, à mesure que la tolérance s'établit.

3° L'*irrigation buccale*, ou bain de bouche à eau courante, est une innovation récente à Saint-Christau. Elle est employée dans les glosso-stomatites, désignées improprement sous le nom de psoriasis buccal. Elle a pour but de faire circuler dans la cavité buccale, pendant un temps souvent fort long, une grande quantité d'eau minérale, tout en évitant au malade l'irritation produite par les efforts, la distension des joues et les frottements que nécessitent les mouvements de gargarisation fréquemment répétés. Cette irrigation buccale se fait avec un embout en verre formé de deux tubes accolés à leur partie moyenne et divergeant à leurs extrémités de façon à figurer la lettre X. L'une des branches raccordée au tube du réservoir projette l'eau minérale dans la cavité buccale par les nombreux orifices dont est percé le cul-de-sac de sa portion buccale. La partie correspondante de l'autre tube, largement ouverte en biseau, donne issue à l'eau qui a parcouru la cavité buccale, en la transmettant à un tube de caoutchouc qui aboutit dans une cuvette. En général, la pression doit être faible, la température douce et l'orifice de sortie plus largement ouvert que celui d'admission de l'eau. Dans ces conditions, l'irrigation se fait sans fatigue, d'une façon presque inconsciente, sans même que le malade ait à se préoccuper de la crainte de mouiller ses vêtements.

4° L'*irrigation auriculaire*, usitée à Saint-Christau dans certains cas d'eczéma du conduit auditif externe, est donnée, suivant le même principe, avec une canule dont les cannelures extérieures donnent issue à l'eau introduite par le canal central dont elle est percée.

5° Quant à l'*irrigation dans les voies lacrymales*, elle n'est qu'une modification de la méthode d'injection pratiquée et décrite par notre savant prédécesseur et ami, le Dr Tillot; mais, au lieu de recourir à des appareils d'une grande puissance, nous préférons, lorsque le rétrécissement n'est pas trop accentué, nous servir du réservoir mobile dont nous venons de parler, et que nous plaçons, pour cette circonstance, au plus haut point de sa course. Il est alors plus facile de prolonger la durée de l'irrigation, qui, ainsi faite, est absolument inoffensive.

PULVÉRISATION

Saint-Christau est l'une des premières stations thermales où la pulvérisation ait été étendue à d'autres affections que celles des muqueuses laryngienne et bronchique. Notre savant prédécesseur, M. Tillot, avait compris d'emblée que la pulvérisation n'était pas seulement un moyen de faire pénétrer profondément les eaux minérales dans les voies aériennes, mais qu'elle avait en outre une *action propre* susceptible d'être utilisée directement sur d'autres muqueuses ou sur le tégument externe. L'eau des Arceaux, par sa stabilité aussi bien que par son action topique, se prêtait parfaitement à ce mode de traitement qui a l'inconvénient de dénaturer la plupart des eaux minérales. Aussi M. Tillot ayant obtenu d'excellents résultats de ce qu'il appelait la *pulvérisation externe*, cette méthode prit à Saint-Christau, dès son origine, une importance considérable. Elle peut y être regardée aujourd'hui comme le principal mode d'administration de l'eau minérale. La diversité des effets que l'on peut obtenir de cette méthode permet de l'appliquer à des cas différant absolument les uns des autres par leur nature, leur siège et leur degré de susceptibilité, mais à la condition, bien entendu, de faire varier le mode d'application suivant le degré d'irritabilité de la lésion et suivant l'effet que l'on cherche à obtenir. L'adaptation d'un procédé thérapeutique si complexe aux indications fournies par l'état de la lésion est souvent fort délicate, et exige de la part du médecin une surveillance attentive.

M. Tillot était si bien convaincu que les effets de la pulvérisation varient du tout au tout suivant la façon dont elle est administrée, qu'il la donnait *lui-même dans son cabinet* au moyen d'appareils portatifs qui lui permettaient de graduer suivant les circonstances sa force de projection et sa finesse.

Sans doute, la pulvérisation donnée dans ces conditions ne pouvait avoir qu'une abondance médiocre et une force peu considérable, sans compter que la durée de la séance se trouvait nécessairement très limitée. Mais les avantages résultant de l'application rationnelle et judicieuse de cet important élément de la cure thermale l'emportaient tellement sur ces inconvénients que pendant que M. Tillot exerçait à Saint-Christau, cette station obtint une réputation méritée attachée en grande partie à la façon toute particulière dont ce mode de traitement était administré.

Sans dénaturer en rien la méthode de M. Tillot, nous nous sommes efforcé d'y introduire quelques perfectionnements et nous avons tâché de combiner les avantages résultant de la surveillance médicale la plus rigoureuse avec ceux que l'on peut attendre d'une instrumentation puissante et bien installée.

La pulvérisation se donne donc aujourd'hui à Saint-Christau à l'établissement thermal, comme dans la plupart des grandes stations balnéaires, mais non pas, comme cela se pratique le plus souvent, d'une façon banale, uniforme, presque identique pour tous les cas traités. Elle y est administrée à l'aide d'appareils spéciaux qui permettent de graduer rigoureusement ses effets suivant les prescriptions du médecin et sous sa surveillance immédiate. Voici par quels moyens cette condition se trouve réalisée :

On sait que le meilleur moyen de pulvériser les eaux minérales est de faire briser un jet de liquide d'une extrême ténuité mais animé d'une très grande force contre un corps solide. Le volume du jet et l'angle d'incidence sous lequel il rencontre la surface résistante sont les principaux facteurs qui font varier la force et la finesse de la pulvérisation. Quant à la pression, pourvu qu'elle soit très considérable, elle doit rester invariable, car elle est aussi nécessaire pour donner à la pulvérisation la douceur et la finesse que pour lui imprimer une force de projection notable.

A Saint-Christau, une pression de quinze à vingt atmosphères est obtenue au moyen d'une pompe à quatre corps, actionnée par une roue hydraulique de deux ou trois chevaux, qui lui communique le mouvement par une série d'excentriques à direction rectiligne. Un piston régulateur, chargé d'une masse de plomb en rapport avec la pression voulue, est soulevé lorsque celle-ci dépasse le chiffre fixé, démasquant par ce mouvement une série d'orifices par lesquels s'échappe l'excès d'eau comprimée. A mesure que la pression retombe au chiffre normal, il redescend en bouchant un plus ou moins grand nombre de ces orifices, jusqu'à ce que l'équilibre se trouve rétabli : c'est ainsi que la pression reste constante, quels que soient le nombre et le débit des becs en activité.

Mais ce n'est pas dans le mécanisme destiné à assurer à la pression sa force et sa régularité que réside la véritable difficulté de la question. Le point délicat consiste dans les procédés à employer pour régler avec une précision convenable et d'une façon pratique le calibre des orifices *à peine capillaires* dont le degré d'ouverture doit déterminer le volume du jet.

Les boutons à orifice invariable s'obstruent trop aisément et conservent mal leur calibre primitif. Quant au robinet de Sales-Girons, dont se servait M. Tillot, il peut bien donner tous les degrés d'ouverture voulus, mais il ne peut être manié que par le médecin lui-même, son réglage ne pouvant être obtenu que par une série de tâtonnements qui doivent être répétés chaque fois que l'on s'en sert. Encore la main la plus expérimentée ne peut-elle arriver qu'approximativement à retrouver le degré avec lequel a été donnée la dernière pulvérisation. De plus la direction du jet n'étant pas constante, l'angle d'incidence de ce dernier est sujet à varier.

Pour atteindre le but proposé, il nous a donc fallu créer pour Saint-Christau un nouveau type d'appareil dont voici la description :

Nos becs régulateurs sont formés de deux pièces. L'une, conique (C), (*fig. 2*), représente la clef d'un robinet; l'autre, en forme de couronne ou de manchon, exacte-

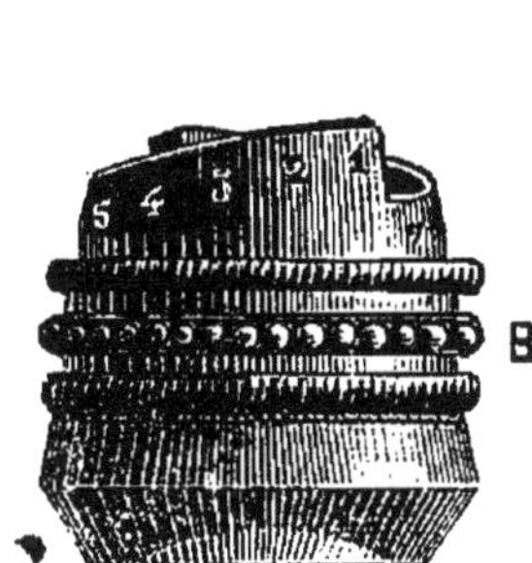

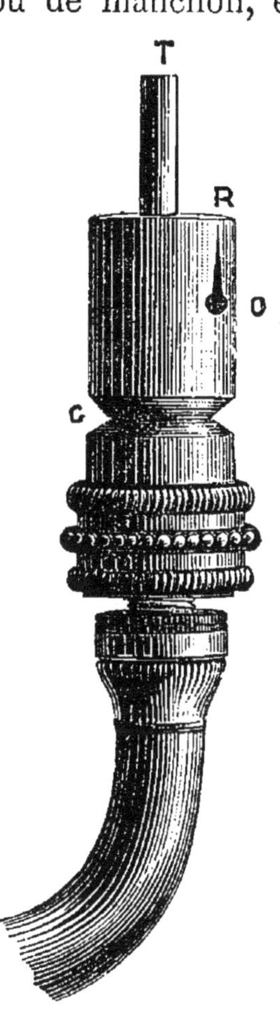

Fig. 2. — Bec pulvérisateur à double jet. O, orifice latéral du canal intérieur; — R, rainure terminale en forme de pyramide; — B, barillet s'appliquant exactement sur sa surface interne, sur le tronc de cône portant l'orifice G et la rainure R de façon à convertir en canal cette dernière dans une plus ou moins grande partie de son trajet; — G, gorge circulaire dans laquelle s'engage l'extrémité de la vis V (fig. 3), qui maintient les deux pièces en contact lorsqu'on imprime des mouvements à l'appareil; — T, tige sur laquelle s'ajustent différentes pièces complémentaires, telles que lentilles, tamis, spéculum nasal, etc.

ment appliquée et rodée sur la première, forme son barillet. Le tronc de cône est percé, suivant son axe, d'un canal central qui vient s'ouvrir latéralement vers sa partie moyenne. De l'orifice (O) de ce canal, part une gouttière rectiligne (R), en forme de pyramide, qui s'amincit vers son sommet, au point de n'être plus représentée que par un trait de burin. Autour de cette pièce centrale, se meut circulairement le barillet (B), dont la surface interne recouvre la gouttière qu'elle transforme en un canal complet. Mais le bord supérieur du barillet taillé suivant une ligne hélicoïdale n'atteint que par son point culminant le sommet de cette gouttière. Les autres points de sa circonférence correspondant à des degrés numérotés, s'en éloignent plus ou moins lorsqu'on tourne le barillet, et viennent couper la gouttière à des hauteurs progressivement décroissantes. Le calibre de cette rainure étant d'autant plus large que l'on se rapproche de sa base, il est aisé de concevoir que le jet sera très gros si le bord du barillet laisse la rainure découverte en un point rapproché de sa base, et qu'il sera d'une extrême finesse s'il la recouvre jusqu'à la dernière portion de son trajet. Entre ces deux extrêmes, on peut obtenir tous les degrés intermédiaires. Dès lors, grâce aux divisions numérotées tracées sur la circonférence du barillet, rien n'est plus facile pour les gens de service de l'établissement que de se conformer exactement aux prescriptions du médecin et de retrouver chaque jour avec une précision absolue, sans aucun tâtonnement, le degré d'ouverture correspondant au numéro spécifié sur l'ordonnance.

Un tour complet étant plus que suffisant pour la précision de ce réglage, on peut sans inconvénient limiter à un demi-tour la course du barillet. On peut alors remplacer la rainure unique par deux rainures opposées, et substituer à la rampe hélicoïdale, qui termine le barillet, deux segments de spire coupant à la même hauteur chacune de ces deux rainures. On obtient par ce moyen deux jets avec le même bec (fig. 2). On peut en avoir un plus grand nombre dans les cas où il n'est pas nécessaire d'agir avec une très grande précision (fig. 3).

En cas d'obstruction d'un orifice, il suffit d'ouvrir ce dernier au maximum pour faire projeter violemment le

corps étranger hors du canal momentanément élargi.
Pour le ramener ensuite exactement à son calibre primitif, il suffit d'avoir remarqué le numéro qui lui correspondait.

La surface métallique sur laquelle vient se briser le jet est le plus souvent la palette de Lambron, qui se fixe sur une tige articulée à charnière de façon à recevoir le jet sous les angles les plus variés.

Lorsque la palette doit être frappée par deux jets simultanément, disposition qui double l'abondance de la pulvérisation sans altérer sa douceur ou sa finesse, elle est formée de deux portions articulées de telle sorte que les gerbes d'eau pulvérisée puissent être rendues convergentes ou divergentes à volonté. Dans d'autres appareils spéciaux, la palette se transforme en cylindres creux de différentes formes avec ou sans adjonction de lentilles à leur intérieur.

Chacune de ces pièces ne sert qu'à un seul malade pendant toute la durée de la cure et est rangée à cet effet dans un ratelier spécial avec une fiche résumant la prescription relative à la pulvérisation.

Dans certains cas, il est désirable d'obtenir un volume d'eau pulvé risée encore plus considérable et de le répartir sur une plus large surface. La palette unique est alors remplacée par un ensemble de six palettes groupées circulairement à la façon des pétales d'une fleur. Sur chacune d'elles vient se briser un des jets divergents partis d'un bec régulateur central construit d'après le même principe mais dont les rainures affectent une disposition rayonnante. On obtient ainsi une large gerbe d'eau très finement pulvérisée qui peut couvrir à la fois toute l'étendue du visage. Cet appareil est particulièrement utilisé dans le traitement de l'acné de la face.

DOUCHE TAMISÉE

Le tamis, quelle que soit sa finesse, ne donne pas l'eau à un état de division comparable à celui que produit le brisement sur une palette. Mais tel qu'il est usité à Saint-Christau il rend de grands services lorsque l'on veut agir sur une vaste surface avec une force de projection plus grande que celle de l'appareil précédent. On se sert alors d'un tamis de très grande dimension fixé sur une tige métallique centrale à l'extrémité d'un bec régulateur à six jets (fig. 3).

Le faisceau un peu divergent constitué par leur ensemble forme en se brisant sur la toile métallique une gerbe d'un tel volume et d'une telle puissance que l'on peut l'employer sous forme de douche générale en plaçant tout l'appareil à l'extrémité d'un tube flexible en caoutchouc renforcé. Cette douche mobile, installée dans six cabinets de bains, remplace avantageusement dans bien des cas la douche en arrosoir à faible pression, bien qu'il ne faille pas confondre son action avec celle de cette dernière.

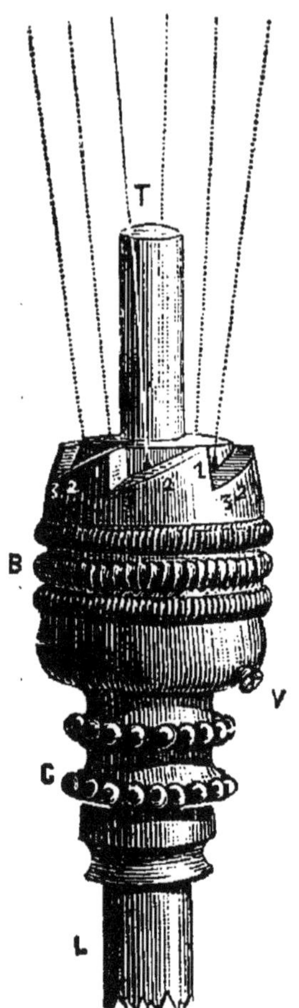

Fig. 3. — Bec pulvérisateur à six jets.

PULVÉRISATIONS SPÉCIALES

Ces procédés généraux particulièrement appropriés au traitement des affections de la peau et des muqueuses bucco-linguale et pharyngienne, subissent encore quelques modifications lorsqu'ils sont appliqués à quelques traitements spéciaux.

La PULVÉRISATION OCULAIRE qui a donné à Saint-Christau, entre les mains de M. Tillot, des résultats très remarquables, n'exige plus d'appareils spéciaux puisque les becs ordinaires permettent d'obtenir tous les degrés de finesse. La substitution d'un cylindre creux à la palette de Lambron constitue la seule différence au point de vue de l'instrumentation. Mais en raison des précautions et de la surveillance qu'elle exige, elle conserve un caractère tout spécial.

La PULVÉRISATION NASALE est produite par le brisement des deux jets d'un bec régulateur à double rainure, à l'intérieur de deux petits cônes métalliques, sortes de spéculums nasaux fixés par un ressort très doux sur le corps même du régulateur (fig. 4). Ce dernier tenu à la main reçoit l'eau mi-

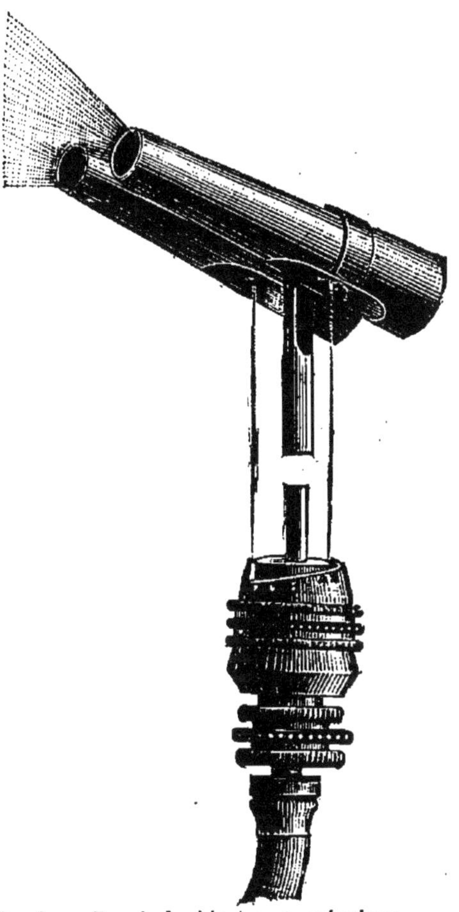

Fig. 4. — Bec à double jet et spéculum nasal (1/2 grandeur naturelle).

nérale par l'intermédiaire d'un tube de caoutchouc renforcé. Ce n'est en somme qu'une modification du pulvérisateur nasal de M. Tillot; mais sa puissance est doublée par le fait de la substitution de deux jets au jet unique et par l'augmentation de la pression. La suppression de l'articulation de caoutchouc en rend le nettoyage plus facile.

La PULVÉRISATION INTRA-BUCCALE dirigée contre les lésions de la face interne des joues se fait au moyen d'une sorte de spéculum ajusté sur un bec à double jet, monté lui-même sur l'extrémité d'un tube flexible. Ce spéculum est formé de deux valves grillagées entre lesquelles sont fixées deux lentilles sur lesquelles deux jets se brisent en divergeant.

Enfin d'autres appareils appartenant aux types précédemment décrits sont disposés ou combinés de façon à se prêter plus spécialement au traitement local de certaines régions.

Tels sont les appareils BI-AURICULAIRES souvent utilisés dans le traitement de l'eczéma symétrique des oreilles et l'appareil à PULVÉRISATIONS ASCENDANTES destiné au traitement des affections ano-périnéales.

Tous ces appareils peuvent donner à volonté la pulvérisation froide, chaude ou alternative. L'élévation de la température s'obtient en faisant serpentiner l'extrémité du tuyau de conduite de chacun d'eux dans une boîte en cuivre où circule un courant d'eau chaude dont on peut graduer la vitesse pour obtenir le degré de chaleur voulu. Ce degré n'est jamais très considérable, car un liquide réduit à un tel état de division subit dans l'air ambiant un refroidissement rapide. Mais même dans ces conditions restreintes, l'intervention du calorique dans la pulvérisation permet d'étendre notablement le champ de son application, de varier ses effets et d'en accroître l'intensité.

DOUCHES HYDROTHÉRAPIQUES

Les grandes douches auxquelles on doit réserver le nom d'hydrothérapiques ne présentent rien de particulier à signaler au point de vue de la médication spéciale de Saint-Christau.

Bien installées dans une belle et vaste salle, elles se prêtent à toutes les exigences du traitement hydrothérapique essentiel. Elles sont données avec une pression de dix mètres sous la forme de douches mobiles froides, chaudes, écossaises, en piston ou en arrosoir et sous celle de douche fixe en pluie ou en colonne.

DOUCHES EN ÉPINGLES

Ce procédé hydrothérapique par excellence ne se rattache que d'une manière indirecte à la médication thermale de Saint-Christau. Mais en raison de la forme toute spéciale sous laquelle il est administré dans cette station, ce moyen énergique et peu douloureux de produire une forte révulsion superficielle doit être décrit parmi les ressources thérapeutiques appartenant en propre à ses établissements. C'est avec les appareils servant à la pulvérisation que cette douche est administrée sous forme d'un faisceau de jets capillaires lancés directement sur la surface que l'on veut doucher avec une pression de *quinze* ou *vingt* atmosphères. Le bec régulateur à six jets qui sert à donner la douche tamisée est pour cette circonstance dépourvu de son tamis et placé à l'extrémité d'un tube de caoutchouc renforcé. La température est chaude ou froide à volonté.

Bien distincte de l'aqua-puncture imaginée par de Laurès, cette douche filiforme ne traverse pas les téguments et par conséquent n'injecte pas de liquide dans le tissu sous-cutané. Son application n'est pas véritablement douloureuse. La sensation de légère piqûre qui lui a valu son nom est plus facilement supportable que celle de la faradisation électrique à laquelle on pourrait la comparer. Néanmoins elle produit sur la surface où on la promène une excitation beaucoup plus vive que celle de la douche ordinaire. Elle diffère absolument de cette dernière en ce que son action percussive ou directe accusée par une rougeur vive et persistante, reste limitée aux téguments sans s'étendre aux parties profondément situées. Elle ne peut donc agir sur ces dernières que d'une façon indirecte, par voie réflexe, ce qui permet de l'appliquer *loco dolenti* lorsqu'il s'agit d'une névralgie ou d'une arthrite chronique par exemple. Dans ce dernier cas où la douche en épingles a déjà donné d'excellents résultats, celle-ci procure en général un soulagement *immédiat* chaque fois qu'elle est appliquée. A Saint-Christau, où l'on ne traite qu'à titre exceptionnel les affections rhumatismales, ce traitement semble particulièrement applicable à certains troubles trophiques ou paralytiques de la peau. Il paraît bien indiqué dans la pelade.

EFFETS GÉNÉRAUX SUR L'ORGANISME

La source des Arceaux, seule employée pour l'usage externe et largement utilisée pour la boisson, peut être considérée comme le type représentant les eaux cuivreuses. Elle mérite donc d'être étudiée d'une façon toute spéciale au point de vue de ses effets généraux sur l'organisme. Cette étude, malheureusement, présente de nombreuses lacunes en raison des circonstances particulièrement défectueuses dans lesquelles elle est pratiquée. Ce n'est pas, en effet, dans la clientèle thermale en dehors de la surveillance hospitalière, chez des malades non acclimatés et qui ont changé toutes leurs habitudes, que l'on peut réaliser les conditions de régularité de vie et d'uniformité de régime indispensables pour les expérimentations si délicates qu'exigerait l'étude de certains phénomènes chimico-biologiques produits par l'eau minérale. Mais si dans ces cas particuliers nous n'avons pu souvent recourir aux méthodes exactes et aux procédés numériques, nous sommes heureux de pouvoir corroborer les résultats de nos observations cliniques et de nos expérimentations personnelles à l'aide des données qui nous ont été fournies par l'expérience de l'observateur distingué qui nous a précédé dans la station et qui s'est livré pendant de longues années à une étude approfondie des phénomènes généraux attribuables aux eaux minérales de Saint-Christau.

L'eau des Arceaux prise en boisson ne produit généralement de phénomènes appréciables qu'à la condition d'être prise à la dose de plusieurs verres. Elle détermine alors une stimulation assez marquée du côté de l'appareil urinaire, provoque de la diurèse, va quelquefois jusqu'à produire un peu de ténesme vésical et amène ordinairement chez les arthritiques une évacuation très notable d'acide urique. Chez les sujets pléthoriques, elle peut occasionner, d'après M. Tillot, de légers vertiges et des bouffées de chaleur à la face.

Généralement bien supportée par la muqueuse gastrique, elle stimule l'appétit mais augmente quelquefois la constipation. Inversement, on la voit aussi, mais bien plus rarement, produire de la diarrhée chez quelques sujets prédisposés lorsqu'elle est prise en excès. Elle agit également sur les glandes de la peau dont elle augmente la sécrétion et accroît notablement l'intensité des modifications produites par le traitement externe sur les surfaces soumises à son action.

Administrée en bains ou en applications externes, l'eau des Arceaux produit d'abord une sensation assez agréable de douceur et d'onctuosité qui la fait rechercher pour les usages domestiques comme eau de toilette. La peau paraît plus douce et plus souple au sortir du bain. Lorsque le contact est trop prolongé et trop souvent répété, il finit par déterminer à la longue sur la peau, surtout celle des mains, une sensation d'ardeur et de sécheresse qui paraît coïncider avec une sorte d'amincissement de la couche cornée de l'épiderme. Cette légère irritation est quelquefois suivie, chez les sujets prédisposés, d'une très légère desquamation.

Poussée thermale.

En dehors de ces phénomènes différents de ceux de la simple macération mais attribuables néanmoins à une cause irritative locale, l'usage de l'eau des Arceaux administrée *intus* et *extra* détermine dans un quart des cas environ des éruptions multiformes qu'il convient de rapporter à des causes d'ordre plus complexe.

Ces éruptions que notre savant prédécesseur et ami M. Tillot a étudiées avec grand soin sous le titre de poussée thermale de Saint-Christau (Annales de la Soc. d'Hydrologie, 1872, T. XVII) sont le plus souvent papuleuses, acnéiformes, érythémateuses, quelquefois vésiculeuses ou même furonculeuses. Généralement discrètes et fugaces, sans relation morphologique évidente avec la maladie traitée. Elles apparaissent sur les régions préservées du contact de l'eau comme sur celles qui sont souvent baignées. Elles surviennent en général entre le quatrième et le douzième jour du traitement mais quelquefois plus tôt ou plus tard. Quelques légers phénomènes d'embarras gastrique ou quelqu'autre malaise passager peuvent les accompagner. La susceptibilité individuelle paraît jouer un grand rôle dans leur apparition. Il y a des personnes, dit M. Tillot, qui ne peuvent prendre un seul bain, ou se laver avec l'eau minérale sans voir survenir des plaques rouges ou un prurit plus ou moins étendu sur leur corps. D'autres fois il se produit une espèce d'urticaire qui disparait aussitôt que le malade n'est plus en contact avec l'eau minérale. La signification de ces éruptions relativement à l'efficacité de la cure est à peu près nulle. Elles indiquent cependant que le malade subit l'influence de la médication thermale.

Ces phénomènes sont-ils dus à l'effet topique de l'eau des Arceaux ou à une action pathogénétique agissant de dedans en dehors par voie d'absorption et d'élimination des principes minéralisateurs? C'est une question que se pose sans la trancher absolument dans un sens ou dans l'autre le savant observateur dont nous reproduisons les assertions. Il nous paraît prudent comme à lui de rattacher ces phénomènes tantôt à l'une tantôt à l'autre de ces deux causes, le plus souvent à leur combinaison. La poussée est souvent trop précoce et trop rapide pour pouvoir être expliquée par le mécanisme de l'absorption ; elle correspond quelquefois avec trop d'évidence à l'emploi de procédés balnéaires pour qu'il soit possible de méconnaître l'effet d'une action topique. Mais dans le plus grand nombre des cas l'action pathogénétique est manifeste. Qu'elle soit due au cuivre dont on connaît peu les effets ou à quelqu'autre élément révélé ou non par l'analyse, cette action se produit indépendamment de toute application externe sur des sujets soumis exclusivement à l'usage du traitement interne. C'est ce que M. Tillot a observé sur lui-même et sur quelques autres personnes, c'est ce que nous ont démontré nos remarques et nos expérimentations personnelles. La poussée thermale présente donc dans ces derniers cas un caractère de légitimité incontestable qu'il importe de bien constater car ce phénomène, manifestation évidente de l'activité de l'eau minérale, répond d'une façon péremptoire aux doutes que pourrait faire naître à ce sujet la faiblesse apparente de sa minéralisation.

Il convient de rapprocher de la poussée thermale, sans toutefois les confondre avec elle, certains phénomènes d'excitation qui se produisent d'une façon plus constante mais aussi sous des formes variables *sur les surfaces malades* elles-mêmes. On observe souvent au début du traitement ou quelquefois plus tard une très légère exacerbation souvent assez peu marquée pour passer inaperçue lorsqu'on ne la cherche pas, mais parfois aussi assez appréciable pour inquiéter le malade qui n'a pas été prévenu de cette éventualité. Cette légère stimulation des lésions généralement facile à réprimer si la maladie n'est pas dans une phase d'acuité n'a pas beaucoup plus de valeur pronostique que la pousée elle-même avec laquelle elle coïncide quelquefois. Comme cette dernière, cependant, elle indique que le traitement a prise sur la maladie. D'autre part, elle est dans certains cas où l'on cherche à la provoquer plutôt qu'à la restreindre, l'indice d'un processus comparable à celui de la médication substitutive. Elle est alors d'un bon augure.

Nous ne nous attarderons pas à énumérer longuement les propriétés qui distinguent les sources du CHEMIN, BAZIN et TILLOT, qui peuvent être considérées comme des succédanées de la source des Arceaux. Remarquons seulement que les sources de la Rotonde (Bazin et Tillot) ne semblent pas avoir une action topique aussi efficace que l'eau des Arceaux. En revanche, prises en boisson, elles sont douées de certaines propriétés spéciales qui les rendent particulièrement applicables à certains cas déterminés. La source du CHEMIN ne diffère pas sensiblement de celle des Arceaux. Quant à la source du Pêcheur, elle est douée de propriétés analogues à celles des eaux sulfureuses froides en général, et pourrait suffire à faire les frais d'une médication sulfureuse efficace si elle était située dans une contrée moins riche en sources de cette nature. Mais ne pouvant rivaliser avec les eaux sulfureuses si renommées de la région pyrénéenne, elle n'est guère administrée qu'à titre auxiliaire dans les cas mixtes qui ressortissent à la fois à la médication spéciale de Saint-Christau et à la médication sulfureuse. Il n'y a donc pas lieu d'insister ici sur les propriétés spéciales qui la distinguent.

PRINCIPALES
INDICATIONS THÉRAPEUTIQUES

DES

EAUX FERRO-CUIVREUSES

DE

SAINT-CHRISTAU

Considérées au point de vue de leurs propriétés thérapeutiques, les eaux ferro-cuivreuses de Saint-Christau, représentées par la source des Arceaux (qui est la plus importante), sont caractérisées par une action *cicatrisante*, légèrement *astringente* et *résolutive*, particulièrement manifeste dans certaines altérations tégumentaires rebelles dues à l'évolution de processus inflammatoires chroniques à forme ulcérative, congestive, proliférante ou hypersécrétante.

Elles paraissent exercer une influence modificatrice spéciale sur les lésions de l'appareil sébacé et sur le tissu épidermique en général, ainsi que sur l'innervation vaso-motrice des couches superficielles du derme cutané ou muqueux.

Elles ont, en outre, une action assez appréciable sur quelques altérations discrasiques constitutionnelles ou diathésiques.

Depuis le commencement du xiv° siècle, époque à laquelle la tradition fait remonter la découverte de ses vertus curatives [1], la source des Arceaux, désignée dans les contrats et autres actes sous le nom d'*Eau des Ladres*, puis d'*Eau des Dartres*, paraît avoir toujours été particulièrement affectée au traitement des maladies de la peau.

Plus récemment, les eaux de Saint-Christau bien qu'appliquées plus spécialement au traitement de ces dernières affections, paraissent avoir donné en outre quelques bons résultats dans certaines maladies générales telles que la chloro-anémie, et certaines manifestations arthritiques. Mais ce n'est que depuis une trentaine d'années que la part du vrai et du faux a pu être faite parmi les traditions médicales remplies d'incertitudes, d'erreurs et d'exagérations qui, jusqu'alors, servaient seules de règle au traitement thermal. C'est à notre savant prédécesseur et ami M. Tillot, auquel des études spéciales et quinze années d'exercice dans la station en qualité de médecin inspecteur avaient donné une compétence toute particulière, que revient l'honneur d'avoir formulé avec une méthode et une rigueur réellement scientifiques les principales indications des eaux minérales de Saint-Christau. C'est à lui que l'on doit en particulier d'avoir, avec un remarquable succès, étendu ces indications à plusieurs groupes d'affections des muqueuses que les procédés actuels de balnéation ou d'hydrothérapie rendent facilement accessibles au traitement externe.

Aujourd'hui les affections que l'on traite avec le plus d'efficacité à Saint-Christau sont :

Parmi les affections de la peau :

L'ECZÉMA.

L'ACNÉ.

LE LUPUS.

---

1. Une ancienne tradition rapporte qu'un lépreux, qui avait l'habitude de se laver dans l'eau de cette source, vit peu à peu disparaître les lésions qui occupaient ses mains, ses pieds et son visage. Il fit part de sa découverte à d'autres lépreux, qui en usèrent avec le même succès.

Parmi les affections des muqueuses :

Les affections complexes de la muqueuse bucco-linguale se rapprochant plus ou moins du type improprement décrit par Bazin sous le nom de PSORIASIS BUCCAL ET LINGUAL.

LA RHINITE CHRONIQUE.

LA PHARYNGITE CHRONIQUE.

LA KÉRATO-CONJONCTIVITE.

Quelques MÉTRITES CATARRHALES DU COL.

Enfin on utilise encore les eaux de Saint-Christau, quelquefois à titre de médication principale, plus souvent à titre de médication adjuvante, dans certaines maladies générales ou diathésiques, telles que la CHLORO-ANÉMIE, le LYMPHATISME, l'ARTHRITISME, la SYPHILIS et quelques ÉTATS NÉVROPATHIQUES encore mal déterminés.

Est-ce à l'élément qui donne aux eaux de Saint-Christau leur caractéristique chimique, est-ce au *cuivre* qu'il convient de rapporter les effets pathogénétiques et thérapeutiques sur lesquels reposent les indications qui viennent d'être énumérées?

Cette hypothèse est sans doute très satisfaisante. La présence du cuivre à dose pondérable dans une eau qui ne paraît contenir aucun élément capable de contrarier son action, est un fait unique en France et, par conséquent, fort remarquable. Bazin l'a jugé ainsi lorsqu'il créa dans sa classification des eaux minérales une classe spéciale d'eaux ferro-cuivreuses, dont Saint-Christau était le type. Si la quantité absolue du métal dissous est minime, la faiblesse de la solution est en partie compensée par la pauvreté même de la minéralisation totale qui permet d'absorber de grandes quantités d'eau minérale. Elle l'est peut-être encore davantage par l'état spécial du métal dissous. « Quand on boit deux ou trois litres d'eau des Arceaux, dit un de nos distingués confrères, le Dr Liégeois qui étudie particulièrement la médication cuprique

(*Revue générale de clinique et de thérapeutique*, p. 5, 1891), peut-être pénètre-t-il autant de cuivre dans la circulation que quand nous introduisons dans l'estomac à chaque repas un à deux centigrammes d'acéto-phosphate de cuivre, dont une partie — c'est la même chose pour le fer — traverse le tube digestif sans être absorbée. » Enfin il importe tout particulièrement de remarquer la concordance qui existe entre les faits cliniques (constatés pour la plupart avant la découverte du cuivre dans les sources), et ce que l'on sait de l'action thérapeutique des préparations cupriques.

Néanmoins ce ne sont que de fortes probabilités et nous préférons réserver notre jugement sur ce point parce que les propriétés thérapeutiques du cuivre administré sous cette forme très diluée sont encore trop mal définies, et parce qu'il est imprudent de tirer des conclusions thérapeutiques trop rigoureuses de l'énoncé d'une analyse d'eau minérale. La part de l'inconnu doit y être souvent regardée comme prépondérante, surtout lorsqu'il s'agit d'eaux faiblement minéralisées.

C'est, à plus forte raison, lorsqu'il s'agit de préciser des indications thérapeutiques qu'il convient de ne pas se laisser influencer par des spéculations théoriques bonnes tout au plus à guider l'expérimentation.

C'est donc en nous basant exclusivement sur les faits cliniques observés par notre éminent prédécesseur M. Tillot et par nous-même, que nous tâcherons de les formuler.

AFFECTIONS DE LA PEAU

ECZÉMA

L'eczéma est l'affection que l'on traite le plus communément à Saint-Christau et, pourtant, c'est surtout dans cette dermatose qu'il est mal aisé de formuler les indications de cette station. C'est que l'on éprouve de grandes difficultés à l'heure actuelle lorsqu'on aborde les questions relatives aux affections eczémateuses, car les progrès de la science moderne, en nous démontrant l'insuffisance des anciennes classifications, nous font entrevoir la nécessité de dissocier l'eczéma en une infinité de groupes fort différents, sans pour cela nous donner les moyens de les caractériser et de les différencier les uns des autres.

Il devient de plus en plus évident que le polymorphisme des lésions de l'eczéma rend illusoires les distinctions basées exclusivement sur des considérations anatomiques. D'un autre côté, les notions pathogéniques que nous possédons actuellement sont encore trop vagues et trop obscures pour nous fournir les éléments d'une nouvelle classification. Aussi, on peut dire qu'en ce moment le traitement de l'eczéma échappe à toute règle fixe. C'est un art bien plus qu'une science, qui demande au médecin encore plus de tact et de perspicacité que d'érudition proprement dite.

On se trouve donc fort embarrassé lorsqu'il s'agit de formuler les indications d'une médication quelconque (et surtout d'une eau minérale), relativement aux différentes formes de cette affection.

Ce qui nous semble le plus prudent, sinon le plus rationnel, est de s'abstenir de toute idée trop systématique, et de chercher à établir, d'une part quelles peuvent être les indications du traitement thermal par rapport aux caractères de la *lésion* elle-même; d'autre part quelles sont, parmi les *altérations constitutionnelles, diathésiques* ou *fonctionnelles*, auxquelles un examen approfondi du malade peut faire attribuer une influence pathogénique vraisemblable, celles qui sont susceptibles d'être avantageusement modifiées par la cure thermale. En effet, si les doctrines trop systématiques de Bazin ont provoqué une réaction violente en faveur de l'École allemande, l'observation démontre chaque jour que l'École française a raison de ne pas méconnaître l'influence qu'exercent les causes internes sur la production et l'évolution de cette maladie, ne fût-ce qu'à titre de cause prédisposante.

Les indications relatives à la lésion elle-même sont les plus importantes à Saint-Christau en raison de la prépondérance du traitement externe. Elles dépendent de ses caractères morphologiques, de son étendue, de ses complications, de son siège et de son degré d'activité.

Les formes sèches, lichénoïdes, réclament un traitement persévérant et énergique, de longs enveloppements de compresses, des bains prolongés, des douches locales et des pulvérisations. Elles paraissent d'autant plus influencées par le traitement thermal que la couche épidermique est plus altérée et que la lésion est plus localisée. Le prurit excessif (surtout s'il est essentiel ou préexistant) n'est pas une bonne condition du traitement, bien que ce symptôme soit souvent fort amélioré pendant la cure. Les formes impétigineuses sont assez rapidement modifiées. Les formes acnéiques ou séborrhéiques bénéficient également du traitement, ce qui n'est nullement surprenant puisque l'eau des Arceaux agit d'une façon spéciale sur la sécrétion sébacée. Mais lorsque les lésions se rapportent franchement au type de l'eczéma séborrhéique de Unna, il y a souvent tout avantage à associer à la cure thermale l'usage de quelques applications médicamenteuses.

L'eczéma des follicules pilaires, susceptible d'être très heureusement modifié, doit être, souvent, lui aussi soumis à un traitement auxiliaire, l'épilation.

Les altérations plus profondes du corps muqueux, l'existence d'un suintement notable, la présence d'ulcérations superficielles ou profondes sont des indications spéciales du traitement. L'état variqueux et ses complications, un certain degré d'éléphantiasis et même l'état papillomateux (eczéma hypertrophique) rendent encore plus formelle l'indication de la cure thermale. L'action cicatrisante, astringente et résolutive de l'eau des Arceaux agit très favorablement sur ces différents processus rebelles à tant de médications.

C'est en grande partie de certaines localisations spéciales que résultent les indications les plus précises de la cure de Saint-Christau. L'ECZÉMA NARINAIRE, l'E. des PAUPIÈRES, l'E. des LÈVRES, l'E. des OREILLES, l'E. ANOPÉRINÉAL trouvent dans les pulvérisations de Saint-Christau une médication particulièrement appropriée à leur siège et dont l'application peut être renforcée ou adoucie à l'aide d'une instrumentation spéciale qui permet de proportionner exactement ses effets au degré de susceptibilité de la lésion [1].

Il n'y a pas de contre-indication absolue au point de vue de l'*étendue* de cette dernière; néanmoins, c'est surtout aux formes circonscrites que s'adresse la cure de Saint-Christau.

En revanche l'état aigu de l'affection est une contre-indication formelle. La lésion peut présenter un certain degré d'inflammation, de suintement ou d'irritabilité, mais elle doit être éloignée déjà de sa période initiale et surtout ne plus être dans une phase d'accroissement.

Si les indications que l'on doit chercher dans la pathogénie de l'affection ne constituent, dans bien des cas, que de simples probabilités, elles peuvent souvent aussi acquérir une grande valeur. Elles méritent donc d'être déterminées dans la mesure du possible, avec les caractères d'importance relative et de probabilité que l'on peut leur attribuer.

On peut avec M. Leloir [2], à qui nous empruntons cette

---

1. Cette instrumentation est décrite dans un mémoire que nous avons lu à la Société d'Hydrologie. Voir Annales de la Société d'Hydr., t. XXXIV : *Quelques particularités relatives à la nouvelle installation balnéothérapique de Saint-Christau.*

2. *Annales de dermatologie*, 1890, p. 465.

classification, distinguer dans l'eczéma dit idiopathique envisagé au point de vue de sa pathogénie :

« 1º Un eczéma dû à la faiblesse en quelque sorte originelle de la peau ou de certains territoires tégumentaires » ;

2º Un deuxième groupe comprenant les eczémas dus à l'irritation de la peau par certaines substances toxiques contenues dans l'organisme ;

3º Un troisième groupe constitué par les eczémas dus à l'irritation de la peau par une sueur plus ou moins altérée ;

4º L'eczéma d'origine nerveuse ;

5º Certains eczémas qui paraissent dus à l'irritation de la peau par des microbes pathogènes encore peu étudiés ;

6º L'eczéma séborrhéique de Unna, formant un groupe indépendant.

La première espèce correspond, dans une certaine mesure, à la prédisposition créée par le lymphatisme. Elle rentre bien dans les indications des eaux de Saint-Christau qui exercent une action tonique reconstituante sur le tissu malade, quelle que soit la cause de la lésion.

Les fomentations prolongées et les bains locaux de longue durée n'ont pas à Saint-Christau l'inconvénient que présentent les bains d'eau ordinaire et les enveloppements dans les tissus imperméables, de diminuer la résistance des tissus aux causes vulnérantes extérieures et d'augmenter ainsi, après une guérison temporaire, la prédisposition aux récidives. Les douches locales ou les pulvérisations, employées souvent concurremment, contribuent aussi à relever la tonicité des tissus. L'indication est encore plus précise lorsque le lymphatisme se trouve véritablement en cause. L'usage interne de l'eau sulfureuse du Pêcheur trouve alors dans ces cas une utile application.

Le second groupe comprend évidemment les eczémas arthritiques, tous ceux qui sont en relation avec une alimentation vicieuse, les dyspepsies, la dilatation de l'estomac, etc... et d'une façon plus générale avec une altération des combustions organiques ou des fonctions d'élimination. Ce groupe pourrait être théoriquement subdivisé à l'infini ; nous nous contenterons de faire les distinctions suivantes :

L'eczéma imputable à *l'arthritisme* guérit bien à Saint-Christau ou s'améliore d'une façon durable sous l'influence du traitement général combiné avec le traitement local. Si l'arthritisme est pris ici dans son acception la plus restreinte, il convient d'étendre cette assertion à d'autres eczémas liés à une insuffisance des fonctions d'élimination rénales ou cutanées. En revanche, l'eczéma dépendant exclusivement d'une altération des voies digestives présente beaucoup moins de chances d'amélioration durable, car il ne peut bénéficier dans bien des cas que du traitement local de la lésion, à moins, toutefois, que la dyspepsie ne soit elle-même causée par une affection (chloro-anémie, névropathie ou autre) qui soit elle-même susceptible d'être modifiée par le traitement.

L'eczéma du troisième groupe (intermédiaire aux deux premiers) est éminemment justiciable du traitement de Saint-Christau. Non seulement l'eau minérale agit sur les lésions irritatives causées par une sueur altérée, mais elle agit aussi d'une façon spéciale sur la fonction secrétoire qu'elle modifie et régularise.

L'eczéma d'origine nerveuse, difficile à définir, bien que son existence ne puisse être révoquée en doute, pourrait peut-être comprendre un grand nombre de cas attribués à l'herpétisme. Aussi variable dans la forme de ses manifestations que dans les causes qui l'ont fait naître, il est tantôt réfractaire au traitement thermal, tantôt heureusement modifié, et ne répond d'une façon précise aux indications de Saint-Christau que s'il paraît dépendre de certains troubles névropathiques essentiels de forme éréthique, mais sans troubles congestifs, sur lesquels les eaux et le climat de Saint-Christau ne sont pas sans influence.

L'eczéma attribuable aux irritations produites par les microbes pathogènes ne peut être encore considéré que comme une hypothèse vraisemblable. Mais, en supposant le problème résolu affirmativement, il serait difficile de supposer que l'eau de Saint-Christau eût une action directement parasiticide, et à moins d'admettre qu'une imprégnation lente par le sulfate de cuivre ne rende les tissus réfractaires à la reproduction de ces organismes, il ne semble guère possible que cette eau puisse agir autrement qu'en modifiant la vitalité des tissus, en activant les fonctions éliminatoires de la peau et en provoquant un renouvellement rapide de la couche épidermique.

C'est surtout de cette façon qu'elles paraissent agir dans l'eczéma séborrhéique de Unna qui rentre fort bien, comme il est dit plus haut, dans leurs indications. Mais ici l'usage simultané des lotions savonneuses d'abord, et plus tard des résineux donne de trop bons résultats pour que nous ne combinions pas leur emploi avec les ressources de la cure thermale.

La durée de la saison est essentiellement variable, elle doit autant que possible atteindre vingt-cinq ou trente jours; néanmoins on peut quelquefois obtenir de bons résultats en un temps beaucoup plus court, car une amélioration marquée se fait souvent sentir après une ou deux semaines de traitement.

ACNÉ

L'eau des Arceaux exerce à l'état physiologique sur les éléments glandulaires de la peau une action spéciale qui se traduit par une hypersécrétion de la matière sébacée. Quel est le rôle de cette suractivité fonctionnelle provoquée par l'eau minérale dans le traitement de l'acné? A-t-elle pour résultat de régulariser la fonction des organes sécréteurs, de les débarrasser de produits altérés? ou bien est-elle simplement l'indice d'une action modificatrice plus profonde exercée sur le tissu de l'élément glandulaire? C'est ce que nul ne saurait dire; mais ce qui est digne de remarque, c'est que dans cette affection, les bons effets de la cure thermale ne se montrent en général qu'après une légère recrudescence des phénomènes morbides, après une sorte de poussée locale.

Presque tous les états pathologiques rangés à tort ou à

raison dans la classe des *acnés* peuvent être traités utilement à Saint-Christau, mais avec des résultats plus ou moins marqués suivant la forme de la maladie.

Parmi les différentes variétés de l'ACNÉ INFLAMMATOIRE, ce sont celles, qui comme l'ACNÉ PUSTULEUSE présentent des lésions assez accentuées, qui offrent le plus de prise au traitement. La coexistence des lésions de l'ECZÉMA et de l'ACNÉ SIMPLEX, combinaison qui se rencontre souvent au visage chez quelques arthritiques, est particulièrement justiciable de la médication thermale.

L'ACNÉ POLYMORPHE DES SCROFULEUX peut être aussi fort améliorée par un traitement suffisamment prolongé.

Le traitement consiste surtout en pulvérisations d'intensité et de température variées suivant les cas. Les bains et la boisson prennent aussi une part importante dans ce traitement. Enfin, malgré notre répugnance à faire intervenir pendant la cure thermale une autre médication, nous trouvons grand avantage à combiner avec l'emploi de l'eau minérale les cautérisations avec la pointe fine d'un galvanocautère, lorsque les éléments pustuleux sont volumineux ou de nature à produire des cicatrices.

L'ACNÉ ROSACÉE elle aussi peut être améliorée quelquefois, mais c'est ici qu'il est important d'établir des distinctions entre ses diverses formes.

Cette affection, ainsi que le remarque fort justement M. Brocq, comprend des types cliniques fort différents, quoique les éléments qui les constituent se trouvent souvent réunis. L'ACNÉ ÉRYTHÉMATEUSE OU TÉLANGIECTASIQUE ne peut être sérieusement modifiée par les eaux de Saint-Christau que lorsqu'elle est encore récente, que les petits vaisseaux n'ont pas encore subi d'altérations trop profondes, que l'affection est constituée par des troubles d'innervation vasomotrice plutôt que par des varicosités prononcées. Dans ces derniers cas, il est nécessaire de compléter l'effet du traitement par quelques scarifications. Les lésions papulo-pustuleuses de l'ACNÉ ROSACÉE VRAIE rentrent mieux dans les indications de la cure thermale.

Considérée au point de vue de sa pathogénie, l'affection

est également curable, qu'elle soit développée chez un arthritique ou chez un strumeux, tout en tenant compte, bien entendu, de la ténacité de certaines formes plus particulièrement en rapport avec cette origine diathésique.

Lorsque l'acné est sous la dépendance d'une altération fonctionnelle de l'utérus, elle peut fort bien rentrer dans les indications de Saint-Christau. L'origine dyspeptique est une condition moins favorable, surtout s'il s'agit d'une dyspepsie des liquides s'opposant à l'ingestion d'une quantité notable d'eau minérale.

La durée de la cure ne doit jamais être inférieure à trois semaines, à moins que l'on ne puisse faire deux saisons, ce qui est fort avantageux.

LUPUS

Le LUPUS ÉRYTHÉMATEUX et le LUPUS TUBERCULEUX, quelle que soit leur forme, ont toujours été traités avec un remarquable succès à Saint-Christau par les pulvérisations et même de simples lotions et fomentations. Le traitement de la forme ulcéreuse met particulièrement en évidence les vertus *cicatrisantes* de ces eaux qui, appliquées sans le secours d'autres médications, ont produit quelquefois des améliorations assez sérieuses pour passer pour de véritables guérisons.

Aujourd'hui, les progrès accomplis dans la thérapeutique de cette grave affection par l'emploi des moyens chirurgicaux (les scarifications introduites dans la pratique par M. Vidal et les cautérisations interstitielles au galvanocautère suivant la méthode de M. Besnier) ne permettent plus au médecin de laisser de côté, lorsqu'il les a à sa disposition, ces puissants moyens d'action auxquels les procédés médicaux doivent nécessairement céder le pas. Mais nous ne renonçons pas pour cela aux ressources thérapeutiques que nous offre contre cette affection la cure de Saint-Christau. Les deux médications sont parfaitement conciliables et se prêtent un mutuel secours. On peut donc les combiner avec avantage.

Aussi, sauf quelques circonstances spéciales qui nous

commandent l'abstention, nous n'hésitons plus aujourd'hui à attaquer cette maladie par le fer et par le feu (surtout par le feu) en même temps que nous administrons le traitement thermal. Les conditions particulièrement avantageuses où nous nous trouvons pour cette intervention chirurgicale, nous autorisent, croyons-nous, à déroger à la règle que nous nous étions imposée, de ne traiter que par l'usage exclusif des eaux minérales les malades confiés à nos soins.

Les applications d'eau des Arceaux ne produisent que peu de réaction dans le traitement du lupus et si cette réaction se produit, elle dure fort peu. Après quelques jours d'un traitement consistant surtout en pulvérisations, les tissus malades décongestionnés et détergés ont ordinairement diminué de volume et laissent mieux voir les limites, l'étendue et la profondeur des lésions. On peut alors commencer à les attaquer avec le galvano-cautère de façon à réduire au minimum les destructions de tissus qu'il est si important de ménager.

L'opération terminée, le traitement thermal reprend ses droits, empêche la formation des croûtes, facilite l'élimination des petites escharres interstitielles, accélère la cicatrisation des foyers ouverts, tout en modifiant la vitalité du tissu malade en raison de l'action plus spéciale et plus profonde qu'exerce le traitement sur l'affection lupique.

Au bout de quelques jours, on peut revenir aux cautérisations ou aux scarifications que l'on alterne toujours avec le traitement thermal.

La durée de la saison varie nécessairement en proportion de l'étendue des lésions et de l'énergie avec laquelle le malade se soumet au traitement chirurgical. Elle doit toujours être longue et autant que possible être divisée en deux périodes, la plus longue au mois de juin, la plus courte au mois de septembre, de façon à mettre un intervalle de plus d'un mois entre les deux.

AFFECTIONS DES MUQUEUSES

MUQUEUSE BUCCO-LINGUALE

PSORIASIS BUCCAL ET LINGUAL (de Bazin), ICTHYOSE (de
Sam. Plumbe), LEUCOPLAKIA (de Schwimmer), LEUCOPLA-
SIE (de M. Vidal), STOMATITE ÉPITHÉLIALE chronique, LEU-
COKÉRATOSE (de M. Besnier).

Sous la dénomination impropre de PSORIASIS BUCCAL OU
LINGUAL, Bazin a décrit le premier un état pathologique
de la muqueuse bucco-linguale caractérisé essentiellement par l'apparition, sur ces membranes chroniquement
enflammées, de plaques épidermiques blanchâtres, résis-
tantes et adhérentes, susceptibles d'acquérir une grande
épaisseur, et de produire par leur fissuration des ulcérations profondes et douloureuses. M. Debove dans sa thèse
inaugurale appela l'attention sur la transformation fréquente des lésions de ce genre en productions épithélio-
mateuses. A partir de ce moment, cette affection, jusque-
là à peine mentionnée par quelques auteurs, devint l'objet
de sérieuses études en France et à l'étranger. Mais on
est encore loin d'être d'accord sur la nature de l'affection
et sur les types nosologiques fort divers en apparence
que l'on peut faire rentrer dans son cadre.

C'est que la description de Bazin et de M. Debove ne
s'applique véritablement qu'à un petit nombre de cas. A
côté de ce type classique il existe un nombre beaucoup
plus grand d'états pathologiques complexes par leur
aspect, leurs symptômes et leur étiologie, qui se rappro-
chent assez du type fondamental pour qu'il ne soit pas possible d'établir entre eux et lui une ligne de démarcation et
qui, d'autre part, en diffèrent assez quelquefois pour que
l'on ne puisse pas les identifier absolument avec lui.

Aussi, en attendant qu'il soit permis d'établir une relation constante entre l'appareil symptomatique de ces
diverses formes et les conditions étiologiques ou autres
qui permettront de les classer définitivement, il importe
de ne pas méconnaître les rapports qui les unissent aussi

bien au point de vue nosographique qu'au point de vue thérapeutique.

Tout d'abord, il faut reconnaître, ainsi que le fait remarquer M. Besnier, que ces différents types nosologiques ont un processus inflammatoire commun, qui porte surtout son action du côté de l'épithélium et sur les couches superficielles du derme. Ce sont des *glossites* et des *stomatites épithéliales chroniques, superficielles*. Les lésions symptomatiques et en particulier la plaque blanche caractéristique (leucoplakia de Schwimmer, leucoplasie de M. Vidal, leucokératose de M. Besnier) diffèrent plus par leur degré d'épaisseur ou d'étendue que par leur nature histologique. La marche est généralement la même, procédant par poussées successives; la terminaison peut être dans toutes les formes la dégénérescence épithéliomateuse. Quant à l'étiologie sur laquelle sont surtout basées les distinctions que l'on a cherché à établir, elle peut être rapportée d'une manière générale à une même cause, l'*irritation prolongée*, dont le mode seul diffère suivant les cas. Quelle que soit sa forme ou sa variété, la lésion leucoplasique est l'aboutissant d'actions irritatives diverses d'origine externe comme la fumée de tabac, les épices, l'alcool, les lésions dentaires, etc., ou de cause interne comme les dyspepsies et la syphilis auxquelles il faut joindre, il est vrai, la diathèse arthritique et certaines prédispositions constitutionnelles mal définies qui diminuent la résistance des tissus aux actions nocives précédentes si elles n'agissent pas dans le même sens qu'elles [1].

Cette façon un peu large d'envisager la question est surtout avantageuse au point de vue thérapeutique. Sans doute elle ne dispense pas de faire, autant que cela se peut, le diagnostic de la cause aussi bien que celui de la lésion. Toutes les circonstances qui ont pu contribuer à la naissance et au développement de l'affection doivent être scrupuleusement recherchées; mais il faut bien avouer

---

1. Un grand nombre de sujets atteints de leucokératose présentent une irritabilité nerveuse extraordinaire, en même temps que des altérations variées du tégument externe.

que lorsqu'on arrive à discerner clairement la cause qui l'a produite (ce qui est assez rare parce qu'elle est ordinairement complexe) le traitement dirigé contre cette dernière est souvent inefficace, presque toujours insuffisant, et quelquefois même dangereux [1].

Il faut donc se rejeter alors sur une autre médication plus générale, dirigée principalement contre l'élément inflammatoire, les symptômes ou les complications de l'affection. Or cette médication est commune à toutes les formes de glossite et de stomatite leucokératosique, qui toutes ont pour caractère commun une extrême irritabilité.

Ce traitement essentiellement palliatif, généralement impuissant à guérir la maladie elle-même, mais suffisant ordinairement pour empêcher ses complications les plus redoutables, consiste surtout dans une hygiène rigoureuse de la cavité buccale, dans l'éloignement des causes d'irritation de toute nature et dans la régularisation des principales fonctions de l'organisme. Quant aux modificateurs énergiques, les caustiques en particulier, ils sont en général nuisibles et peuvent provoquer rapidement la dégénérescence épithéliomateuse lorsqu'ils ne détruisent pas le tissu malade dans toute son épaisseur.

Dans une affection si grave, si rebelle, et contre laquelle la médication officinale est si faiblement armée, les eaux minérales si bien appropriées en général au traitement des inflammations chroniques des muqueuses offrent des ressources d'autant plus précieuses que leur action locale peut être facilement combinée avec leur action générale. Mais comme les autres modificateurs locaux elles ne doivent être ordonnées qu'avec une extrême circonspection. La plupart de celles qui sont employées dans les maladies de la peau et des muqueuses, les sulfureuses par exemple, sont en général trop excitantes pour ce genre d'affections qui, suivant l'expression de M. Besnier, peuvent être considérées comme de véritables *noli tangere*.

Les eaux de Saint-Christau trouvent ici leur véritable

---

1. Le traitement spécifique aggrave quelquefois le mal même lorsqu'il paraît être d'origine exclusivement syphilitique.

indication, car leur action profondément modificatrice s'allie à une grande douceur dans les manifestations de leurs effets.

Leur action spéciale sur les tissus épidermiques stratifiés les désigne naturellement comme un moyen de combattre la lésion leucokératosique elle-même. L'influence qu'elles exercent sur l'innervation vaso-motrice des couches superficielles du derme semble leur donner prise sur les lésions de sclérose vasculaire qui l'entretiennent. Leurs propriétés cicatrisantes et résolutives les rendent éminemment propres à combattre les complications fissuraires ulcéreuses ou hyperplasiques qui surviennent si fréquemment dans le cours de ces affections. Leur influence favorable sur certains états diathésiques, tels que l'arthritisme, auquel se rattache souvent plus ou moins la pathogénie de l'affection, leur permet quelquefois de s'adresser dans une certaine mesure à la cause même de la maladie. D'autre part les eaux elles-mêmes trouvent un utile adjuvant dans les procédés mêmes à l'aide desquels elles sont administrées. La pulvérisation est surtout un moyen d'établir un contact intime et prolongé entre la muqueuse et l'eau minérale, dont elle facilite peut-être l'absorption, mais elle a encore par elle-même une action spéciale dont bien des observateurs, M. le professeur Fournier, entre autres, ont souvent reconnu les bons effets, bien qu'il n'ait pas encore été possible de les expliquer d'une manière satisfaisante.

Les résultats cliniques beaucoup plus probants que ces conceptions théoriques confirment pleinement leur exactitude.

Nous avons publié dans un travail précédent [1] le résumé de 66 observations de cas de cette affection traités à Saint-Christau avec assez de suite et de surveillance pour pouvoir en tirer des conclusions sérieuses au point de vue des résultats de la cure. Dans ce nombre nous avons relevé :

---

1. Des stomatites et glossites leucoplasiques et de leur traitement par les eaux de Saint-Christau, Paris, 1890.

GUÉRISONS RELATIVES 4
AMÉLIORATIONS NOTABLES.................. 27
AMÉLIORATIONS SIMPLES.................... 28
ÉTATS STATIONNAIRES...................... 5

Deux exacerbations figurent aussi dans cette statistique, mais ces deux cas étaient déjà en pleine dégénérescence au moment du traitement.

Les faits que nous avons observés depuis concordent absolument avec les premiers résultats.

Sans doute on pourra remarquer que dans cette statistique les guérisons ne sont pas la règle, qu'elles ne permettent pas au malade de s'abstenir de toute précaution à l'avenir et qu'il s'agit de cas relativement favorables; mais, si l'on tient compte de la gravité de l'affection, de sa ténacité et de sa tendance à l'aggravation progressive, on ne peut méconnaître la valeur d'un traitement qui procure presque toujours une amélioration souvent très accentuée, peut quelquefois guérir, et n'expose à aucune aggravation s'il est suivi avec circonspection.

Toutes les formes de la maladie sont-elles au même degré justiciables du traitement thermal? Assurément non.

Nous distinguons sous le nom de forme atténuée une glossite plus facilement curable, caractérisée par la minceur de la couche leucoplasique qui revêt individuellement chaque papille à la manière d'un doigt de gant sans les recouvrir en bloc, sous un placard plus ou moins étendu. La langue présente alors l'aspect saburral sans qu'il y ait une dyspepsie en rapport avec cet état.

Une autre variété plus grave, sur laquelle le traitement thermal a moins de prise, sans pourtant se montrer inefficace, se distingue par la prédominance de la leucokératose qui recouvre la muqueuse (souvent peu altérée audessous d'elle) sous forme de placards laiteux d'une épaisseur de plusieurs millimètres, recouvrant quelquefois la langue d'une véritable carapace.

La forme sur laquelle le traitement thermal a le plus d'action malgré sa gravité relative est caractérisée par la multiplicité, l'état complexe et la variété des lésions, qui consistent surtout en une tuméfaction générale et un état variqueux de l'organe, déformation ou bosselures de la muqueuse, amincissement du chorion, ulcérations, fissures, brides cicatricielles, atrophie des papilles en certains points tandis qu'elles sont hypertrophiées dans d'autres, enfin leucokératose en placards d'épaisseur modérée disposés sous forme d'îlots ou de bandes lisses et argentées. Cette forme souvent, mais non toujours, liée plus ou moins à l'existence d'une syphilis antérieure, est souvent compliquée de saillies verruqueuses ou d'indurations suspectes qui peuvent être elles-mêmes notablement atténuées lorsqu'elles ne sont pas encore dégénérées. Il ne faudrait pas cependant risquer de perdre un temps précieux en essayant la cure thermale si les craintes étaient assez sérieuses pour motiver d'une manière évidente l'intervention chirurgicale. C'est alors, après l'opération, qu'il y a lieu de recourir aux eaux minérales pour prévenir la formation d'autres complications semblables, et rendre à l'organe une partie de sa souplesse.

Enfin quelques autres formes de glossites épithéliales chroniques dont le caractère leucokératosique est discutable, sont traitées avec avantage à Saint-Christau, mais elles ne peuvent être désignées que par une description nosographique spéciale qui ne peut trouver place ici [1].

Le traitement est mixte, car la boisson et même les bains de baignoire, par leur action générale sur l'organisme, sont souvent, chez des sujets dont la peau fonctionne mal, un utile complément du traitement local.

Celui-ci consiste en bains de bouche, en irrigations buccales, et surtout en pulvérisations. Ces dernières sont, nous l'avons dit, la partie fondamentale et le point délicat du traitement.

Nos appareils régulateurs nous permettent de graduer avec une précision absolue sa force, sa finesse et sa tem-

---

1. Plusieurs de ces observations sont publiées à la suite d'un mémoire que nous avons lu à la Société d'Hydrologie. (Voir Annales de la Soc. d'Hydr., t. XXXII. *Contrib. à l'étude de la Stomatite épithéliale chronique.*)

pérature; nous nous efforçons d'adapter exactement le degré d'intensité de son action à l'état de la lésion qui en général s'habitue vite à cette légère excitation, s'amende plus ou moins sous son influence et devient plus tolérante à son égard en même temps que moins susceptible aux autres causes d'irritation. Indépendamment des résultats ultérieurs qui s'accentuent après la cure, les symptômes favorables que l'on constate dès le début dans le plus grand nombre des cas sont une diminution assez notable du volume et une augmentation de la souplesse de la langue. De très légers phénomènes d'excitation, sorte de poussée locale d'une durée tout à fait éphémère, se produisent souvent vers le milieu du traitement. Ils n'ont aucune signification fâcheuse et passeraient souvent inaperçus si l'attention du malade n'était dirigée de ce côté.

Autres affections chroniques de la muqueuse bucco-linguale.

L'ECZÉMA BUCCO-LINGUAL CHRONIQUE est justiciable du traitement de Saint-Christau, mais ses manifestations sont trop mal définies et trop diversement interprétées pour qu'il soit possible de formuler des règles précises à son sujet. Nous ne serions pas éloigné de croire qu'il jouât souvent un rôle assez important, à titre de cause ou de complication, dans les affections leucokératosiques.

Le LICHÉNOÏDE LINGUAL (GLOSSITE EXFOLIATRICE MARGINÉE), qui ne serait pour M. Besnier qu'une variété d'eczéma (ECZÉMA EN AIRES), rentre également dans les indications de Saint-Christau.

Au point de vue qui nous occupe on peut encore comprendre, à titre provisoire, dans le cadre de l'eczéma un certain nombre d'états pathologiques non classés qui ont pour caractère commun un état inflammatoire chronique et une extrême irritabilité.

La GLOSSODYNIE existe souvent à l'état de complication et est fréquemment amendée à la suite du traitement thermal. Lorsqu'elle est véritablement essentielle, le bénéfice est plus problématique.

MUQUEUSE NASALE

Coryza chronique [1].

Le traitement du coryza chronique a été de la part de notre savant prédécesseur M. Tillot l'objet d'études très remarquées [2], auxquelles nos observations personnelles n'ont que peu de chose à ajouter.

Pour ce judicieux observateur les indications des eaux de Saint-Christau reposent surtout sur les caractères pathogéniques de l'affection.

La forme qui bénéficie le plus du traitement est le CORYZA dit SCROFULEUX (on pourrait dire lymphatique) caractérisé par son apparition précoce, « son siège plutôt localisé à la région antérieure des fosses nasales, un flux muco-purulent qui excorie et tuméfie les lèvres, par un gonflement granuleux ou fongueux de la pituitaire, le rétrécissement des ouvertures nasales et le gonflement du nez » (Bazin), par l'engorgement des ganglions sous-maxillaires et parotidiens, par des éruptions herpétiformes, et quelquefois par des ulcérations superficielles ou profondes. On pourrait ajouter à cette définition, lorsque la maladie est ancienne, une partie des caractères attribués au coryza atrophique, les déformations nasales entre autres.

La cure de Saint-Christau, sans être inefficace, ne donne pas des résultats aussi avantageux dans le CORYZA dit ARTHRITIQUE, forme que l'on pourrait reconnaître aux caractères suivants : Apparition brusque, le plus souvent tardive (adolescence ou âge mur); concomitance d'enchi-

---

1. Il faut bien se garder de comprendre dans cette affection l'eczéma des fosses narines, affection, elle aussi, éminemment curable à Saint-Christau, mais qui appartient à la pathologie cutanée. (Voir ECZÉMA.)

2. Tillot, *De la Rhinite chronique* (Annales des maladies de l'oreille et du larynx, 1875); *Catarrhe nasal chronique* (1879, *ibid.*); *Du Coryza chronique envisagé au point de vue du traitement thermal.* (1884, Annales de la Société d'Hydrologie.)

frènement, de toux, d'oppression, quelquefois d'accès d'asthme; prédominance des lésions à la partie postérieure des fosses nasales, dont il franchit généralement les limites pour constituer le catarrhe naso-pharyngien, lié souvent lui-même à la présence de végétations adénoïdes diversement groupées; sécrétion de mucosités albumineuses, glaireuses, qui enflamment le pharynx, causent des nausées et des vomituritions et sont expulsées surtout le matin; rougeur, tuméfaction, aspect luisant de toutes les parties de l'arrière-bouche; souvent épaississement de la pituitaire; concomitance fréquente de pustules sicosiformes, acnéiques, à l'entrée des narines.

La considération de la forme ou du degré des lésions donne également de très utiles indications. M. Tillot a constaté que le coryza chronique simple avec sécrétion abondante et aspect velouté de la muqueuse rouge violacée, est la forme la plus sûrement modifiée à Saint-Christau. En revanche le traitement est souvent impuissant contre la forme hypertrophique (considérée par quelques auteurs, M. Moure en particulier, comme un second degré de l'affection), lorsque la muqueuse est très épaissie et peu sécrétante.

La forme atrophique, beaucoup plus rebelle de sa nature, peut cependant bénéficier notablement du traitement.

L'ozène dit essentiel qui paraît lié à une altération des sécrétions nasales concrétées souvent sous forme de croûtes, peut être amélioré. Lorsqu'il est symptomatique (ce qui est plus rare) d'érosions superficielles de la muqueuse, il peut encore être modifié, mais dans les formes plus graves compliquées d'ulcérations profondes et surtout de lésions osseuses, il vaut mieux recourir à des médications plus énergiques.

Comme dans la plupart des autres stations thermales, l'eau des Arceaux est employée sous forme de douches ou d'irrigations nasales administrées suivant la méthode dite de Weber à une température de 30° à 37°. L'accoutumance s'obtient très facilement en faisant commencer par une pression insignifiante qui se trouve bientôt accrue, suivant les cas, par l'augmentation progressive de la hauteur d'un réservoir disposé spécialement à cet effet et qui se meut verticalement le long d'une échelle graduée en décimètres.

Cette irrigation répétée plusieurs fois par jour est excellente pour déterger la région inférieure des fosses nasales; mais elle n'atteint pas leur partie supérieure et ne peut d'ailleurs être prolongée assez longtemps pour établir un contact suffisant entre la muqueuse et l'eau minérale. Une médication spéciale à Saint-Christau intervient ici avec une grande efficacité. Nous voulons parler de la *pulvérisation nasale* à l'aide d'un procédé inventé par M. Tillot et modifié plus récemment par nous-même.

L'avantage de ce procédé dont nous avons décrit précédemment le mécanisme est de donner une pulvérisation, peu abondante il est vrai, mais d'une extrême finesse, condition indispensable à la pénétration du liquide pulvérisé à travers les cavités anfractueuses des fosses nasales. Au lieu de se condenser en gouttes sur les premières portions du trajet, ainsi que le font les particules d'eau moins finement divisées, cette pulvérisation se comporte à la manière d'une véritable fumée qui, au sortir du spéculum conducteur, se laisse dévier dans toutes les directions et qui pénètre jusqu'au pharynx et au larynx, ainsi que le démontre irréfutablement la sensation de fraîcheur ressentie profondément et la toux spéciale que provoquent les premières séances. Celles-ci sont généralement fort longues, car elles ne sont nullement fatigantes. Le malade peut lire pendant ce temps et n'est pas condamné à une immobilité absolue.

Le traitement interne et les bains n'interviennent ici que d'une façon accessoire; cependant chez les sujets lymphatiques, l'eau sulfureuse du Pêcheur trouve ici une application avantageuse.

La mesure de l'efficacité du traitement ne peut être mieux mise en lumière que par le tableau suivant résultant d'une statistique dressée par M. Tillot avec une scrupuleuse exactitude

NOMBRE DES CAS TRAITÉS	GUÉRISONS	AMÉLIORATIONS		ÉTAT STATION-NAIRE	RÉSULTATS INCONNUS
		notables	simples		
82	6	51	13	3	9

Remarquons en finissant que la cure de Saint-Christau présentant un caractère spécial et consistant surtout en applications externes, est parfaitement conciliable avec des cures entreprises auprès d'autres eaux s'adressant plus particulièrement à l'élément constitutionnel. Elle semble par exemple être, dans bien des cas, un utile complément de la cure de Salies de Béarn.

MUQUEUSE DU PHARYNX

La PHARYNGITE GRANULEUSE sans distinction de forme et de localisation a été souvent traitée avec succès à Saint-Christau par les gargarismes et surtout les pulvérisations. M. Tillot avait constaté souvent avant nous que certains malades qui avaient fait vainement une cure aux eaux sulfureuses s'étaient trouvés fort améliorés par une saison passée à Saint-Christau. Malheureusement il n'a pas été possible jusqu'à présent de spécifier les caractères de ces cas favorables, qui paraissent plus particulièrement justiciables de la médication que nous étudions. Celle-ci a donné, en conséquence, des résultats assez variables dans les affections chroniques du pharynx, tantôt absolument nuls, tantôt au contraire fort satisfaisants.

Nous croyons cependant pouvoir attribuer cette inconstance des effets de la cure hydrominérale beaucoup moins à l'incompatibilité de la cure thermale avec certaines formes cliniques de la maladie, qu'à une sorte d'intolérance relative à certaines particularités du traitement.

La pulvérisation qui en est la partie fondamentale a été administrée jusqu'ici à une température relativement fort basse. Le tégument externe, les muqueuses buccale, oculaire, nasale même, peuvent le plus souvent supporter le contact de l'eau froide, qui d'ailleurs est administrée sur ces dernières sous une forme beaucoup plus divisée, mais le pharynx enflammé se montre beaucoup plus impressionnable lorsque le volume d'eau pulvérisée acquiert de notables proportions. De là la cause d'insuccès fréquents.

Aussi, après avoir obtenu que l'établissement modifiât son instrumentation conformément au but que nous nous proposions, nous avons substitué les pulvérisations chaudes ou à températures variées, à la pulvérisation froide. Dès lors nous n'avons plus rencontré cette intolérance qui nous avait plus d'une fois fait renoncer à la continuation du traitement et qui dans bien des cas s'opposait à ses bons effets.

Cette expérimentation est encore récente et porte surtout sur des malades venus pour d'autres affections, qui ne soignaient leur pharyngite que d'une manière accessoire. Mais si le nombre des faits que nous avons observés est encore trop restreint pour nous permettre de tirer des conclusions absolues sur la valeur et la solidité des améliorations obtenues, nous pouvons remarquer dès à présent que les résultats constatés depuis cette modification nous ont paru fort avantageux et très encourageants. Les pulvérisations d'eau des Arceaux administrées sous des formes variées semblent répondre avantageusement à ce qu'on est en droit d'attendre de cette médication spéciale dont l'action résolutive, tonique, astringente et cicatrisante semble si bien s'adresser aux lésions congestives, catarrhales, hypertrophiques et exulcératives qui constituent les différentes variétés de la pharyngite granuleuse.

Ici encore le traitement externe se trouve complété suivant les prédominances constitutionnelles du malade par l'usage de l'eau sulfureuse du Pêcheur ou des autres sources de Saint-Christau prises à l'intérieur, ainsi que par l'hydrothérapie.

AFFECTIONS DE LA MUQUEUSE OCULAIRE
ET DE LA CORNÉE

L'eau de la source des Arceaux minéralisée par le sulfate de fer et de cuivre avec addition d'une matière organique douce et onctueuse, peut être considérée, en raison de sa composition chimique, comme une sorte de collyre naturel. Ce collyre est faible à la vérité ; mais au lieu d'être instillé à la dose de quelques gouttes comme les collyres officinaux, il peut être appliqué pendant un espace de temps relativement considérable (sur une muqueuse douée, on le sait, d'une grande puissance d'absorption), à l'aide de procédés de pulvérisation dont la délicatesse est spécialement appropriée à la susceptibilité de cette membrane.

Partant de cette conception théorique qui trouve encore un appui dans la connaissance des propriétés pathogénétiques de l'eau de Saint-Christau, M. Tillot s'est appliqué pendant plusieurs années de sa pratique dans cette station à une expérimentation attentive du traitement des affections chroniques des membranes superficielles de l'œil par les pulvérisations d'eau des Arceaux. Les résultats ont largement répondu aux prévisions de cet habile expérimentateur. Des succès fort remarquables ont été obtenus par cette méthode qui lui appartient en propre, notamment dans un grand nombre de cas de BLÉPHARITE CILIAIRE ou MUQUEUSE et de KÉRATITE CHRONIQUE SIMPLE ou PANNIFORME compliquée même de LÉGÈRES OPACITÉS. M. Tillot put même répéter ses expériences à Paris, avec de l'eau minérale transportée, dans plusieurs services hospitaliers (celui de M. Panas entre autres). Il soumit ainsi directement au contrôle de juges éminemment compétents l'efficacité de son traitement qui, même dans ces conditions défectueuses, donna des résultats relativement satisfaisants.

Le tableau suivant emprunté à la statistique de M. Tillot peut donner une idée exacte de la valeur de sa méthode.

	NOMBRE	GUÉRISON	AMÉLIORATION		ÉTAT STA-TIONNAIRE	RÉSULTAT INCONNU
			notable	simple		
Blépharite :						
Muqueuse et ciliaire.	139	11	75	20	12	21
Granuleuse..........	28	»	19	4	4	1
Kératite	47	1	33	8	4	1
Albugo	52	5	39	5	1	2
Obstruction des voies lacrymales..........	24	1	20	2	1	»
Totaux....	290	18	186	39	22	25

Sans doute, il est juste de reconnaître que dans cette catégorie d'affections, plus encore que dans les précédentes, le procédé hydrothérapique suivant lequel est administrée l'eau minérale peut revendiquer une assez large part dans les effets thérapeutiques obtenus. Il y a dans la pulvérisation même la plus douce une action mécanique dont il est plus facile, sur l'œil que sur tout autre organe, d'observer les effets à mesure qu'ils se produisent. Dans les premières séances surtout, le contact de la poussière liquide détermine rapidement de l'injection de la conjonctive, des picotements, de la cuisson, du larmoiement, phénomènes qui se dissipent rapidement, mais qui obligent le plus souvent à interrompre chaque séance par quelques minutes de repos et qui, par conséquent, exigent une surveillance toute spéciale de la part du médecin qui dirige le traitement. Néanmoins, la tolérance s'établit en général rapidement et dans les cas où il n'est pas nécessaire de produire une excitation notable, la pulvérisation, administrée sous la forme d'une simple atmosphère vaporeuse, dénuée de toute force de projection et divisée en particules si ténues, qu'elle obéit comme une véritable fumée à l'impulsion du plus léger souffle d'air, ne paraît plus au bout de quelques jours exercer d'action mécanique assez appréciable pour expliquer les effets du traitement qui s'accentuent particulièrement à partir de cette période de tolérance.

L'action propre de l'eau dans la cure des affections oculaires ne peut donc être révoquée en doute ; elle est d'ailleurs prouvée par les résultats observés chez des malades qui ne l'ont employée que sous forme de lotions ou de simples bains à l'œillère. Il ne faut donc pas méconnaître l'importance respective de chacun des deux facteurs du traitement parce qu'on ne peut déterminer exactement la valeur relative de chacun d'eux.

Blépharite.

La BLÉPHARITE MUQUEUSE OU CILIARE est l'affection oculaire que l'on traite avec le plus de succès à Saint-Christau, quelle que soit sa nature diathésique. La concomitance d'une affection cutanée eczémateuse est une indication de plus du traitement. M. Tillot, qui a eu souvent l'occasion de revoir bon nombre de malades longtemps après la saison thermale, a pu constater que la guérison s'était manifestée chez la plupart plus ou moins longtemps après la cure.

La BLÉPHARITE GRANULEUSE donne aussi de bons résultats, mais ceux-ci sont moins constants. Le traitement est plus difficile à appliquer, car il faut retourner la paupière supérieure si les granulations occupent la face muqueuse de cette dernière et il faut employer de grandes précautions pour éviter que l'affection ne passe à l'état aigu ou subaigu, accident que l'on doit redouter surtout si l'affection est compliquée de kératite panniforme.

Kératite.

La kératite chronique, lorsqu'elle est bien franchement sortie de la phase d'acuité, bénéficie d'une façon notable du traitement thermal. « Sous son influence, dit M. Tillot, dont nous adoptons absolument la méthode, on voit les vaisseaux anormaux diminuer de volume, la rougeur de l'œil pâlir, la photophobie disparaître et la portée de la vision s'étendre. Il faut dans la kératite panniforme employer de grands ménagements et s'arrêter complète-

ment dès que surviennent les phénomènes inflammatoires.
Il peut être utile de combattre ces derniers par les anti-
phlogistiques, sangsues, calomel, frictions belladonées,
atropine en instillations. Quand les deux yeux sont affec-
tés, on ne soumet à la pulvérisation qu'un seul œil à la
fois pendant huit jours; c'est une pratique qui réussit
assez bien et permet de mieux éviter les complications
phlegmasiques. Quelquefois les phénomènes inflammatoires se développent après la saison, et de peur que les
malades effrayés ne compromettent les résultats de la
cure par des médications intempestives, il est bon de les
prévenir de la possibilité d'une inflammation post-ther-
male, en indiquant d'avance les moyens de la combattre.

« Sur un total de 47 malades atteints de kératite observés
et suivis avec soin, dit encore M. Tillot, j'ai obtenu les
résultats suivants : 34 améliorations notables, 8 améliorations simples, 3 états sationnaires, 1 exacerbation; dans
un seul cas, le résultat a été inconnu. »

Albugo.

C'est peut-être dans cette complication si grave et si
fréquente de la kératite et de la conjonctivite granuleuse
que les pulvérisations oculaires d'eau de Saint-Christau
donnent les résultats les plus remarquables. M. Tillot pendant le cours d'une longue pratique dans cette station a
toujours vu s'améliorer l'albugo depuis le simple néphé-
lion jusqu'à l'opacité occupant presque toute l'étendue de
la cornée, à la condition toutefois que l'affection n'inté-
ressât que les couches les plus superficielles de cette dernière. Dans le cas contraire, s'il s'agit d'un véritable ieu-
coma, le traitement se montre impuissant. Les albugos
même d'ancienne date sont encore susceptibles d'être
améliorés par la cure thermale, mais cette dernière se
montre plus active et plus efficace dans les cas récents
encore accompagnés de traces de kératite et de vascula-
risation anormale.

M. Tillot a relevé sur 52 observations d'albugo, 5 guérisons, 39 améliorations notables, 5 améliorations simples, 1 état stationnaire et 2 résultats inconnus.

Pour apprécier exactement la valeur des résultats
obtenus, le moyen le plus sûr est, ainsi que le faisait
M. Tillot, d'essayer la portée visuelle de chaque malade
au commencement et à la fin du traitement, au moyen
d'échelles optométriques. Presque tous les malades traités
accusent à la fin de la cure une différence plus ou moins
accentuée.

Les résultats très remarquables que M. Tillot a obtenus
par ce traitement sont exposés de la façon la plus circonstanciée, avec preuves à l'appui, par ce judicieux
observateur, dans plusieurs mémoires fort intéressants
dont l'un fut récompensé d'une médaille d'argent par
l'Académie de Médecine en 1876. Le dernier, malheureusement, n'a pas été publié en raison du départ de son
auteur pour le poste plus honorable d'inspecteur des
eaux de Luxeuil, événement qui eut aussi pour conséquence fàcheuse de faire abandonner momentanément
une méthode de traitement trop personnelle à son inventeur pour pouvoir être continuée sans interruption par
ceux de ses successeurs que des circonstances spéciales
n'avaient pas mis en rapport avec lui.

Dacryocystite chronique.

La muqueuse des voies lacrymales, dépendance des
muqueuses oculaire et nasale, est modifiée elle aussi par
l'eau des Arceaux lorsqu'elle est le siège d'inflammations
chroniques. Ici à moins que l'affection ne soit sous la
dépendance d'une blépharo-conjonctivite, la pulvérisation n'a plus le rôle principal. C'est surtout en injections
par le canal lacrymo-nasal que l'eau minérale doit être
administrée. M. Tillot a obtenu dans cette affection des
effets fort satisfaisants, énumérés dans le tableau précédent. Voici comment il procédait. Après incision préalable du canalicule lacrymal et dilatation avec la sonde de
Bowmann, il introduisait jusque dans le sac une canule
fixe adaptée par l'intermédiaire d'un tube flexible à une

pompe munie d'un piston à vis. Avec cet appareil d'une grande puissance, il poussait alors l'injection, doucement d'abord, puis avec une force progressive.

Notre méthode qui n'est qu'une modification de la sienne, en diffère cependant un peu : Réservant pour le traitement chirurgical préalable les cas de coarctation trop accentuée, nous ne revendiquons pour Saint-Christau que ceux où les voies lacrymales sont encore, ou sont redevenues plus ou moins perméables, quoique toujours affectées d'inflammation catarrhale. Nous pratiquons alors les injections ou plutôt les irrigations, non pas avec un appareil d'une puissance énorme, mais avec un simple tube de caoutchouc communiquant avec le réservoir mobile qui sert aux irrigations nasales ou buccales. Dans ce cas particulier, la hauteur du réservoir est beaucoup plus considérable, mais il est toujours possible de se rendre compte du degré de la pression. L'opérateur n'ayant plus à se préoccuper du maniement de l'instrument, a les deux mains libres pour tenir la canule et arrêter immédiatement le jet s'il se produisait par hasard une infiltration d'eau dans le tissu sous-muqueux, accident d'ailleurs sans aucune gravité. La simplification de l'opération permet en outre de prolonger la séance et de faire passer dans le canal une quantité notable d'eau minérale. On peut encore s'aider de la pulvérisation lorsque les voies lacrymales sont perméables, car c'est par elles que s'écoule l'eau minérale qui vient se condenser lentement sur la surface oculaire.

MUQUEUSE UTÉRINE

Métrite chronique.

Les eaux de Saint-Christau ne sont pas utilisées aussi souvent qu'elles devraient l'être dans le traitement de la métrite chronique. Les propriétés résolutives, astrin-

gentes, toniques et cicatrisantes d'une eau particulièrement efficace en applications externes, s'adressent évidemment dans certains cas avec autant d'avantage aux affections inflammatoires chroniques de la muqueuse utérine
qu'à celles des muqueuses précédemment étudiées.
Aussi, bon nombre de malades venues à Saint-Christau
pour s'y traiter d'une affection cutanée ou autre, se sont-
elles trouvées après leur saison fort améliorées d'affections
utérines, de leucorrhées rebelles en particulier, dont elles
ne s'étaient traitées que d'une façon accessoire.

Malheureusement, l'insuffisance des examens pratiqués
le plus souvent dans ces conditions ne permet pas encore
de préciser comme il le faudrait les caractères propres
aux formes qui sont particulièrement justiciables du traitement. Néanmoins, on peut dire d'une façon générale
que les eaux de Saint-Christau s'adressent particulièrement à la métrite muqueuse du col, compliquée ou non
d'ulcérations, avec prédominance de l'élément catarrhal.
Elles paraissent être particulièrement efficaces lorsque ces
lésions coïncident avec certaines affections cutanées.
Martineau les recommande même dans « la métrite
parenchymateuse compliquée d'ulcérations fongueuses
ou phagédéniques ». Mais l'expérience personnelle nous
fait encore défaut relativement à ce qu'on peut attendre
du traitement dans les altérations profondes du tissu
utérin. Indépendamment de la cure interne qui varie
nécessairement suivant l'état constitutionnel, et de l'hydrothérapie qui est souvent un adjuvant utile, le traitement
consiste essentiellement en irrigations prolongées faites,
pendant que la malade est dans le bain, avec de l'eau des
Arceaux dont la température est élevée ordinairement
d'un degré au-dessus de la température du bain. La force
d'écoulement peut être graduée à volonté en raison de la
mobilité dans le sens vertical du vaste réservoir à enveloppe isolante d'où part le tube de caoutchouc qui sert à
l'irrigation. Ce qui appartient en propre à Saint-Christau,
c'est un appareil terminal en métal creux fort léger affec-
tant la forme d'un pessaire de Sims, mais percé de trous
dans la concavité de sa courbure supérieure qui répond

au col utérin. Cet instrument placé facilement dans sa situation normale par la malade, est parcouru par le cou-

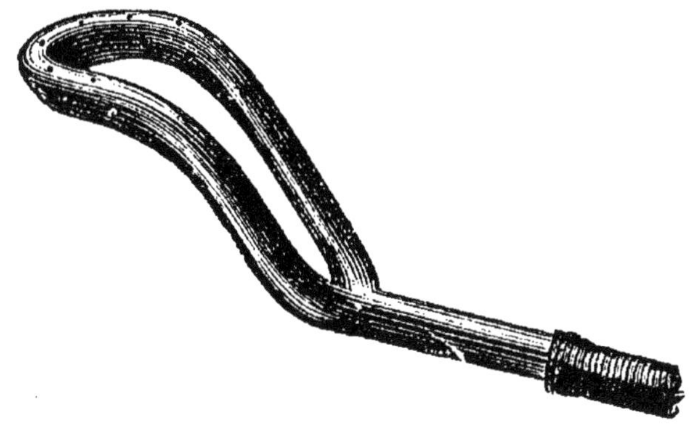

rant d'eau minérale qui, sortant par les trous de la partie supérieure, baigne largement le col et le cul-de-sac postérieur, sans qu'il soit nécessaire d'avoir recours à une pression de plus de 40 ou 50 centimètres.

MALADIES GÉNÉRALISÉES

DIATHÉSIQUES OU CONSTITUTIONNELLES

Les eaux de Saint-Christau n'ont pas dans les maladies généralisées une spécialisation aussi formelle que dans les affections localisées de la peau ou des muqueuses, mais comme ces dernières ne sont souvent qu'une manifestation des précédentes avec lesquelles elles sont presque toujours étroitement unies, il importe de faire connaître également la valeur souvent très appréciable de la cure de Saint-Christau dans ces maladies généralisées, pour savoir dans quelle mesure le traitement de l'affection locale peut être combiné avec celui de la maladie qui la complique ou l'entretient.

Il peut être utile d'ailleurs, sans vouloir pour cela

étendre indéfiniment les indications de la cure thermale, d'énumérer toutes les circonstances dans lesquelles les eaux peuvent être employées avec avantage afin que les personnes venues dans la station pour accompagner un malade, ou pour un autre motif, puissent mettre leur séjour à profit.

Arthritisme, gravelle.

C'est bien plutôt sur les manifestations cutanées ou muqueuses de l'arthritisme que sur la diathèse elle-même que s'exerce l'action curative des eaux de Saint-Christau, et nous nous garderions bien de conseiller d'une manière générale aux arthritiques de venir chercher dans cette station le soulagement de leurs affections articulaires ainsi que le font encore, obéissant à une tradition locale, quelques malades de la région.

On ne peut cependant refuser aux eaux de Saint-Christau une influence fort appréciable sur la diathèse arthritique ainsi que l'attestent, d'une part, la longue durée des résultats obtenus dans les affections localisées qui sont sous sa dépendance, et d'autre part le réveil peu marqué mais sensible, qui se produit quelquefois pendant la cure, d'accidents qui lui sont propres. Enfin il n'est pas rare — ce fait a été souvent constaté par M. Tillot et par nous-même — de voir la santé générale de certains arthritiques améliorée pour longtemps à la suite d'une cure faite pour une affection des téguments. Cette influence favorable, qui ne peut être expliquée par l'alcalinité de l'eau minérale, pourrait être attribuée, croyons-nous, à l'abondante élimination d'acide urique qui se produit pendant la cure, et peut-être aussi à la suractivité fonctionnelle qui est imprimée aux sécrétions cutanées.

Cette constatation est intéressante à un double point de vue : elle montre d'une part qu'à la condition d'user de quelques restrictions et de s'entourer de toutes les précautions nécessaires, il ne faut pas redouter outre mesure, pour les arthritiques soumis au traitement, les effets d'une médication dont la forme ne semble pas toujours parfaitement appropriée à la diathèse dont ils sont atteints; d'autre part qu'il y a lieu d'user largement dans l'intérêt de ces malades des ressources du traitement interne lorsque l'état de leurs voies digestives leur permet d'en profiter.

Gravelle. — Il y a en particulier une manifestation viscérale des plus fréquentes de l'arthritisme qui peut être combattue fort avantageusement à Saint-Christau, c'est la gravelle urique.

Si la région des Pyrénées ne possédait pas d'autres eaux minérales plus spécialement efficaces contre cette affection, on pourrait songer à instituer à Saint-Christau un traitement de la gravelle urique, car plusieurs de ses sources, la source des Arceaux et surtout la source Tillot (source Froide), ont une action marquée sur l'appareil urinaire, et déterminent sur ce dernier une stimulation caractérisée par de fréquentes mictions, de la polyurie et par l'expulsion, chez les sujets prédisposés, d'une abondante proportion de sable urique, quelquefois même de calculs véritables. Mais s'il n'y a pas lieu d'attirer dans notre station les graveleux des régions éloignées, ceux qui habitent la contrée ou qui se trouvent à Saint-Christau par circonstance peuvent profiter de leur séjour dans la station pour laver leurs reins et modifier leur muqueuse vésicale, à la condition toutefois que cette dernière ne soit pas trop irritable.

Lymphatisme.

L'action favorable des eaux ferro-cuivreuses de Saint-Christau sur certaines manifestations du lymphatisme ou de la scrofule trouve une explication très satisfaisante dans les heureuses tentatives qui ont été faites, dans ces dernières années, pour traiter par les sels de cuivre les affections scrofuleuses. Cependant nous devons avouer que nous ne trouvons pas dans l'observation clinique une confirmation suffisante de cette interprétation théorique. Sans doute l'eau cuivreuse des Arceaux exerce une action très évidente sur certaines manifestations superficielles du lymphatisme, mais ici nous ne voyons pas comme dans l'arthritisme l'action locale s'accompagner d'une action générale sur l'organisme, et lorsque nous constatons une amélioration de la santé générale, cette amélioration ne porte pas assez nettement sur les lésions caractéristiques de la scrofule pour que nous soyons en droit d'attribuer à nos eaux cuivreuses une action spéciale sur la diathèse scrofuleuse.

Aussi nous combinons volontiers l'usage interne de l'eau sulfureuse du Pêcheur avec les applications externes d'eau des Arceaux lorsque nous avons à traiter des manifestations cutanées et muqueuses du lymphatisme ou de la scrofule. Quant aux manifestations plus profondes, osseuses ou ganglionnaires de cette diathèse, elles ne doivent pas être adressées à Saint-Christau. Elles trouveront à Salies ou à Barèges une médication beaucoup plus efficace.

Syphilis.

Pas plus que les autres eaux minérales, Saint-Christau ne peut prétendre à une action spécifique quelconque sur la syphilis. Chose singulière, ces eaux qui produisent si fréquemment la poussée thermale n'ont même pas comme les eaux sulfureuses d'action bien marquée sur le réveil des manifestations de la syphilis; elles ne sont pas révélatrices. Mais elles peuvent être utilisées concurremment avec le traitement spécifique, car elles ont une action très favorable sur certaines manifestations tégumentaires de la syphilis tertiaire et en particulier sur les lésions ulcéreuses. Certaines glossites tertiaires superficielles *encore en voie d'évolution* se trouvent en particulier fort bien du traitement thermal dans les formes constituées par le développement de petites gommes dermiques. Les glossites scléreuses peuvent encore être modifiées dans une certaine mesure par le traitement, à la condition qu'il soit énergique et prolongé; il ne faudrait pas compter dans cette forme, suivant M. Fournier, sur les effets de l'eau transportée.

Chloro-anémie.

Les eaux de Saint-Christau étaient employées dans le traitement de la chloro-anémie bien avant que les analyses de Filhol et de M. Willm eussent fait connaître leur caractère ferrugineux. Aujourd'hui le traitement de cette maladie trouve un élément de succès de plus dans les ressources hydrothérapiques de la station. La condition essentielle de la cure est que les malades ne soient pas trop dyspeptiques, et surtout ne soient pas atteints de dyspepsie des liquides. Les formes de chloro-anémie qui sont particulièrement influencées par la cure thermale sont celles qui sont surtout caractérisées par des troubles aménorrhéiques plus ou moins accentués. La cure de cette maladie présente d'ailleurs dans ses résultats certaines irrégularités dont il est difficile de se rendre compte. En raison de cette inégalité des effets du traitement, il y aurait lieu, croyons-nous, de se demander si les succès obtenus doivent être exclusivement rapportés à la médication ferrugineuse assez faiblement représentée dans les sources de Saint-Christau, et s'ils ne devraient pas plutôt être attribués au cuivre dont on vante aussi l'efficacité dans la chlorose (Liégeois, *Revue de clinique et de thérap.*, p. 5, 1891), mais dont on ne précise pas encore les indications suivant les formes de la maladie. Ce n'est là évidemment qu'une hypothèse, mais qui mérite d'être examinée.

Névropathies.

Pourquoi les eaux de Saint-Christau, administrées simplement en bains et en boisson, ont-elles une influence favorable dans certaines névropathies? Nous ne saurions l'expliquer, mais le fait a été constaté bien avant nous par M. Tillot, et nous l'avons souvent observé depuis. Burq et plusieurs de ses disciples ont cru reconnaître à l'eau des Arceaux, même transportée, une action métallothérapique spéciale sur certaines névroses, mais leurs

expériences ne nous ont pas paru suffisamment con
cluantes. Ce qui est assez remarquable à ce point de vue
c'est que ces eaux ont une action très manifeste su
l'innervation vaso-motrice. Est-ce à une action de cett
nature, est-ce plus simplement au remontement généra
de l'organisme, qui est ordinairement l'un des bienfaits d
la cure thermale, qu'il faut attribuer les bons effets pro
duits? Nous ne saurions le dire. En revanche, il est u
élément de la cure dont le rôle est plus facile à com
prendre et qui est très important, bien qu'il ne soit qu'ac
cessoire, c'est le climat qui est remarquablement sédati
et qui tonifie sans produire d'excitation préalable. Le
indications relatives à ce dernier seraient plus faciles
déterminer que celles de la cure thermale, qui, en raiso
du nombre restreint des cas observés, sont encore trè
vagues. On peut toutefois signaler parmi les cas les plu
favorables, la neurasthénie consécutive au surmenag
intellectuel et certains états analogues, mais à la conditio
qu'il n'y ait pas de troubles de circulation trop marqué
ni surtout de congestion passive accentuée des centre
nerveux.

DU MÊME AUTEUR

De l'action hémostatique des injections sous-cutanées d' **gotine.** Paris, 1879.

Les eaux ferro-cuivreuses de Saint-Christau au point de v **thérapeutique, affections de la peau, des fosses nasal** **et des yeux,** par le Dr E. Tillot, ancien inspecteur de Sain Christau, et le Dr P. Bénard. Paris, 1884.

Examen critique des principaux procédés de pulvérisatio **des eaux minérales.** Paris, 1885.

Contribution à l'étude de la glosso-stomatite épithéliale **chronique superficielle (psoriasis buccal de Bazin) et de** **son traitement hydrominéral.** Paris, 1887.

Quelques particularités relatives à la nouvelle installation **balnéothérapique de Saint-Christau.** Paris, 1889.

Des stomatites et glossites leucoplasiques et de leur traitement par les eaux minérales de Saint-Christau. Paris, 1890.

Coulommiers. — Imp. Paul BRODARD.

9 782019 170554